U0213355

《治疗指南》丛书译委会成员

主　任　李大魁

副主任　赵志刚　谭元菊　梅　丹

成　员　（以姓氏笔画为序）

马　蕾　　王春雪　　冯婉玉

苏杰英　　李大魁　　杨克勤

张　波　　张春霞　　张星虎

赵志刚　　赵秀丽　　胡　欣

徐小薇　　梅　丹　　黄　絮

龚新宇　　盛瑞媛　　董　怡

谭元菊

Therapeutic Guidelines：Gastrointestinal

治疗指南：**胃肠病分册**

（原著第5版）

（澳大利亚）治疗指南有限公司　组织编写
Therapeutic Guidelines Limited

赵志刚　徐有青　刘　腾　等译

化学工业出版社

·北京·

Therapeutic Guidelines: Gastrointestinal, Version 5/by Therapeutic
Guidelines Limited

ISBN 978-0-9804764-9-1

Copyright©2011 by Therapeutic Guidelines Limited. All rights reserved.

Authorized translation from the English language edition published by
Therapeutic Guidelines Limited.

本书中文简体字版由Therapeutic Guidelines Limited授权化学工业出
版社独家出版发行。

本版本仅限在中国内地（不包括中国台湾地区和香港、澳门特别行
政区）销售，不得销往中国以外的其他地区。未经许可，不得以任何
方式复制或抄袭本书的任何部分，违者必究。

北京市版权局著作权合同登记号：01-2015-7951

图书在版编目（CIP）数据

治疗指南. 胃肠病分册/澳大利亚治疗指南有限公司组织编写；
赵志刚等译. —2版. —北京：化学工业出版社，2018.4

书名原文：Therapeutic Guidelines: Gastrointestinal

ISBN 978-7-122-31703-2

Ⅰ.①治… Ⅱ.①澳…②赵… Ⅲ.①常见病-治疗②胃肠病-
治疗 Ⅳ.①R45

中国版本图书馆CIP数据核字（2018）第047436号

责任编辑：邱飞婵 杨燕玲 王金生 梁静丽 张文虎
文字编辑：何 芳 装帧设计：关 飞
责任校对：边 涛

出版发行：化学工业出版社（北京市东城区青年湖南街13号
邮政编码100011）
印 刷：北京京华铭诚工贸有限公司
装 订：北京瑞隆泰达装订有限公司
787mm×1092mm 1/32 印张9½ 字数211千字
2018年10月北京第2版第1次印刷

购书咨询：010-64518888（传真：010-64519686）
售后服务：010-64518899
网 址：http：//www.cip.com.cn
凡购买本书，如有缺损质量问题，本社销售中心负责调换。

定 价：45.00元 版权所有 违者必究

《胃肠病分册》翻译人员

赵志刚　首都医科大学附属北京天坛医院药学部

徐有青　首都医科大学附属北京天坛医院消化内科

刘　腾　首都医科大学附属北京天坛医院药学部

赵　婷　首都医科大学附属北京口腔医院药剂科

祝敏芳　江西省上饶市人民医院药学部

黄素君　江西省上饶市人民医院药学部

郗　恒　成都市第三人民医院药学部

朱贲贲　内蒙古医科大学附属人民医院药剂部

鲍　媛　内蒙古包钢医院药学部

戚雯靖　北京市丰台区南苑医院药剂科

张瑞麟　中国人民解放军空军总医院药学部

邵翠萍　首都医科大学附属北京天坛医院消化内科

郭秀丽　首都医科大学附属北京天坛医院消化内科

李　鑫　首都医科大学附属北京天坛医院消化内科

迟　程　首都医科大学附属北京天坛医院消化内科

孙秀静　首都医科大学附属北京天坛医院消化内科

李　静　首都医科大学附属北京天坛医院消化内科

成洪杰　首都医科大学附属北京天坛医院消化内科

张　辉　首都医科大学附属北京天坛医院消化内科

李欣莉　首都医科大学附属北京天坛医院消化内科

王洪岩　首都医科大学附属北京天坛医院消化内科

关宇昕　首都医科大学附属北京天坛医院消化内科

译者的话

合理用药是临床工作的永恒主题。推进合理用药除需要理论共识和法规引导外，还要有技术的支持。虽然临床医学和药学有很多可参考的资料，但在具体的临床诊疗实践、医疗质量管理、成本效益分析及医疗保险管理等工作中，各种治疗指南/用药指南有其独特作用，所以世界各国对此均很重视。国家卫生计生委专门公布了抗菌药物临床应用指导原则，其他由学会或卫生行政等部门发表的各种指南也日益增多。

在治疗指南领域，澳大利亚的《治疗指南》系列有重要影响。该指南已有近40年的历史，覆盖抗生素、心血管、消化、呼吸、内分泌、神经内科和皮肤病等10多个学科（指南中涉及与之相关的内容均以分册书名表示）。《治疗指南》丛书由澳大利亚治疗指南有限公司（Therapeutic Guidelines Limited，TGL）组织编写发行。该公司是非营利的，独立于政府和官方机构，并不接受制药企业的任何赞助和广告，以避免影响其独立性和公正性。该公司多年来已形成完整的编写体系，如选题策划、编写组建立、编写规范、专家审核、信息反馈与修订完善等。由于其公正科学、学科覆盖宽、连续性好（《抗生素分册》已发行15版）、更新较快等特点，对澳大利亚的合理用药起到重要推动作用。其中，《抗生素分册》（第10版）中译本于2000年在中国出版，2006年，化学工业出版社引进并出版了丛书的全部10个分册，得到国内临床界好评。为全面了解国外经验，我们将TGL最新版本的治疗指南翻译成《治疗指南》丛书（共14个分册）出版。

治疗指南的目的是为医生提供可信度高的及公正的信息，指南并不要求医生该做或不能做什么，只是为医生提供一套可选择的基本治疗方案。在临床处理复杂情况时，本指南仅供参考。同时，任何治疗指南都有很强的地域性，如抗生素使用与耐药情况、剂量和用法、药品价格、药品质量以至药品管理法规都可能有很大差异，因此本丛书的指导原则和具体用法仅供参考，临床工作中必须结合我国和本地区具体情况恰当应用。

感谢澳大利亚治疗指南有限公司对中译本顺利出版的大力支持与合作。对参与本丛书翻译、审校、出版和发行的所有专家和朋友致以诚挚的感谢。

李大魁

2017 年 8 月

原著前言

《治疗指南：胃肠病分册》第5版已经以完善的治疗指南的方式进行了修订。涉及两个专家组，一个修订了感染以外的所有胃肠道问题，另一个修订了胃肠道感染（包括感染性腹泻、寄生虫感染和病毒性肝炎）的文本。

对指南的前一个版本更加熟悉的读者会注意到本版本章节顺序的改变，更密切地遵循胃肠道从上到下的顺序，最后到肝脏。本书新增加了三个重要的章节，包括"上消化道功能紊乱、恶心及呕吐""下消化道功能紊乱"和"营养支持"。胃肠道感染性疾病的相关内容收录在本册中，不再编入《治疗指南：抗生素分册》。

本书中新增的最重要的章节是关于胃肠道手术准备的内容。在该章中强调，接受抗凝或抗血小板治疗的患者，如果停止药物治疗可能出现血栓栓塞的风险，且此风险高于药物治疗期间发生出血的风险。因此，在进行低风险的手术之前，患者应该继续服用抗血栓药物，如华法林、阿司匹林或氯吡格雷。另外，该章还对存在血栓栓塞高危因素的患者进行高风险手术的管理、患者在术前是否需要使用抗生素预防感染等问题给出了建议。

其他新增的内容包括儿童胃食管反流、自身免疫性胃炎、自身免疫性胰腺炎、功能性腹胀、非甾体抗炎药肠病和急性病毒性肝炎。关于炎性肠病和慢性病毒性肝炎的治疗方案的最新进展，也已包含在本书中。

本书编写的全过程都有赖于两位编辑 Susie Rogers 和 Susan Daskalakis，他们能够快速地与繁忙的专科医师们一起组队工作。当然，总编辑 Jennv Johnstone 也提供了相当有价值的建议。

然而，更重要的是全体专家组成员们展现的热情。他们对胃肠疾病患者的关怀之心，使得他们非常高兴地参与本次的编辑工作。

Robert Moulds

《治疗指南：胃肠病分册》（第5版）专家组，主席

2011年2月

治疗指南有限公司资源

完整电子版治疗指南（*eTG complete*）

完整电子版治疗指南（*eTG complete*）是治疗指南有限公司的核心产品，专为使用计算机或移动设备的人群设计。通过在线网络、CD或者下载获得的*eTG complete*包括治疗指南有限公司出版的所有指南的最新版本、相关文献、其他独立信息的链接以及可供下载的PDF格式的精选内容。

迷你版治疗指南（*miniTG*）

迷你版治疗指南（*miniTG*）是*eTG complete*的离线版本，可在移动设备上使用。

纸质版治疗指南

治疗指南：疼痛分册

治疗指南：抗生素分册

治疗指南：心血管病分册

治疗指南：皮肤病分册

治疗指南：内分泌分册

治疗指南：胃肠病分册

治疗指南：神经病分册

治疗指南：口腔疾病分册

治疗指南：姑息治疗分册

治疗指南：精神病分册

治疗指南：呼吸病分册

治疗指南：风湿病学分册

治疗指南：毒理学与野外急救分册

治疗指南：溃疡与创面管理分册

管理指南：发育障碍分册

胃肠病专家组

Professor Robert Moulds (chairman)
Medical Advisor, Therapeutic Guidelines Limited, Melbourne, Victoria

Associate Professor Peter Bampton
Head of Luminal Gastroenterology, Department of Gastroenterology & Hepatology, Flinders Medical Centre, Adelaide, South Australia

Ms Maryann Curry
Vice Chair, Health & Wellness in Ageing Faculty Advisory Committee, Royal College of Nursing Australia

Dr Looi Ee
Senior Staff Specialist, Queensland Paediatric Gastroenterology, Hepatology & Nutrition Service, Royal Children's Hospital, Brisbane, Queensland

Dr Katherine Ellard
Gastroenterologist, Sydney, New South Wales

Associate Professor Geoff Hebbard
Director, Department of Gastroenterology, The Royal Melbourne Hospital
The University of Melbourne, Melbourne, Victoria

Clinical Associate Professor Peter Katelaris
Senior Staff Specialist, Gastroenterology Department, Concord Hospital
The University of Sydney, Sydney, New South Wales

Dr Mark McCullen
Senior Staff Specialist, Department of Gastroenterology & Hepatology, Royal Brisbane and Women's Hospital

Senior Lecturer, School of Medicine, The University of Queensland, Brisbane, Queensland

Dr Paul Pavli
Senior Specialist, Canberra Hospital
Associate Professor, Australian National University Medical School, Canberra, Australian Capital Territory

Dr Susie Rogers
Editor, Therapeutic Guidelines Limited, Melbourne, Victoria

Dr John Scally
General Practitioner, Melbourne, Victoria

Dr Sue Shepherd
Advanced Accredited Practising Dietitian and Accredited Nutritionist
Senior Lecturer, Monash University Department of Medicine (Gastroenterology), Melbourne, Victoria

Dr Miles Sparrow
Department of Gastroenterology, The Alfred, Melbourne, Victoria

Associate Professor Simone Strasser
Senior Staff Specialist, AW Morrow Gastroenterology and Liver Centre, Royal Prince Alfred Hospital, Sydney, New South Wales

Mr Graeme Vernon
Drug Information Pharmacist, Austin Health, Melbourne, Victoria

专家组成员声明，他们已严格依照治疗指南有限公司制定的有关利益冲突的政策。更多信息，请参见www.tg.org.au/conflict_of_interest。

胃肠传染病专家组

Professor Robert Moulds (chairman)
Medical Advisor, Therapeutic Guidelines Limited, Melbourne, Victoria

Ms Susan Daskalakis
Editor, Therapeutic Guidelines Limited, Melbourne, Victoria

Dr Looi Ee
Senior Staff Specialist, Queensland Paediatric Gastroenterology,
Hepatology & Nutrition Service, Royal Children's Hospital, Brisbane,
Queensland

Dr Gary Franks
General Practitioner and Medical Coordinator, Illawong Christian
Medical Centre, Illawong, New South Wales

Dr Tony Korman
Director, Infectious Diseases and Director, Microbiology, Southern
Health
Department of Medicine, Monash University, Clayton, Victoria

Dr David Looke
Infectious Diseases Physician and Clinical Microbiologist
Associate Professor, Department of Medicine, The University of
Queensland and Princess Alexandra Hospital, Woolloongabba,
Queensland

Dr Mark McCullen
Senior Staff Specialist, Department of Gastroenterology &
Hepatology, Royal Brisbane and Women's Hospital
Senior Lecturer, School of Medicine, The University of Queensland,
Brisbane, Queensland

Associate Professor Joe Sasadeusz
Infectious Diseases Physician, Victorian Infectious Diseases Service,
The Royal Melbourne Hospital, and The Alfred, Melbourne, Victoria

Associate Professor Simone Strasser
Senior Staff Specialist, AW Morrow Gastroenterology and Liver
Centre, Royal Prince Alfred Hospital, Sydney, New South Wales

Mr Graeme Vernon
Drug Information Pharmacist, Austin Health, Melbourne, Victoria

专家组成员声明，他们已严格依照治疗指南有限公司制定的有关利益冲突的政策。更多信息，请参见www.tg.org.au/conflict_of_interest。

致谢

专家组对以下章节的编者表示诚挚的感谢：

▶相关药物简介

    Ms Melanie Jeyasingham

    Editor, Therapeutic Guidelines, Melbourne, Victoria

▶食管疾病

    Dr Peter Lewindon

    Paediatric Gastroenterologist, Royal Children's Hospital, Brisbane

    Associate Professor of Paediatrics and Child Health, The University of Queensland, Brisbane, Queensland

▶上消化道功能紊乱、恶心及呕吐

    Dr Richard Hiscock

    Mercy Hospital For Women, Melbourne, Victoria

    Dr Greta Palmer

    Anaesthetist and Pain Management Specialist, The Royal Melbourne and Royal Children's Hospitals

    Clinical Associate Professor, The University of Melbourne, Melbourne, Victoria

▶胃肠道寄生虫感染

    Associate Professor Allen Cheng

    Infectious Diseases Epidemiology, Department of Epidemiology and Preventive Medicine, Monash University

    Infectious Diseases Physician, The Alfred, Melbourne, Victoria

    Professor Bart Currie

    Head, Tropical and Emerging Infectious Diseases Division, Menzies

School of Health Research and Infectious Diseases Department, Royal Darwin Hospital, Darwin, Northern Territory

Dr John Ferguson
Director, Infection Prevention and Control, Microbiologist and Infectious Diseases Physician, Hunter New England Health, and The University of Newcastle, Newcastle, New South Wales

Professor James McCarthy
Royal Brisbane and Women's Hospital, Queensland Institute of Medical Research and The University of Queensland, Herston, Queensland

▶炎性肠病

Associate Professor Christine Rodda
Head, Paediatric Endocrinology and Diabetes, Monash Children's, Monash Medical Centre, Southern Health
Adjunct Associate Professor, Department of Paediatrics and School of Psychology and Psychiatry, Monash University, Melbourne, Victoria

▶胃肠道手术准备

Dr Gregor Brown
Chair, Australian Gastroenterological Endoscopy Association
Head of Endoscopy, The Alfred, Melbourne, Victoria

▶妊娠和哺乳

Emeritus Professor Ken Ilett
Pharmacology and Anaesthesiology Unit, School of Medicine and Pharmacology, The University of Western Australia, Crawley, Western Australia

Ms Judith Kristensen
Senior Pharmacist, Women and Newborn Health Service, Perth, Western Australia

▶以前版本的治疗指南

本指南之前的版本奠定了本版的基础。专家组向一起工作过的同事表示感谢：

Professor D Birkett（第3版）

Associate Professor T Catto-Smith（第1～4版）

Mr D Cosh（第3版）

Associate Professor B Crotty（第1～4版）

Dr D Dammery（第2版和第3版）

Associate Professor P Desmond（第1～4版）

Ms J Engstrom（第1版）

Dr A Glover（第1版和第4版）

Mrs M Hemming（第1版）

Dr D Henry（第1版）

Ms S Hunt（第4版）

Ms S Hunter（第1版）

Ms B Khariwala（第2版）

Ms S King（第2版和第3版）

Dr B Leggett（第2版和第3版）

Associate Professor C Liddle（第3版）

Professor CJ Martin（第2版）

Mr J Reeve（第3版）

Associate Professor I Roberts-Thomson（第1版和第2版）

Professor G Shenfield（第4版）

Dr K Stewart（第1版和第2版）

Dr KC Tse（第4版）

Ms A Wilson（第2版和第3版）

Dr N Yeomans（第1～3版）

专家组成员在此感谢200多位在临床工作使用过治疗指南并提出宝贵意见的读者们，同时也感谢那些通过其他方式提供宝贵意见的读者们。

认可机构

研究生医学教育委员会联盟
澳大利亚胃肠病护理学院（GENCA）
澳大利亚胃肠病学会（GESA）
国家处方服务有限公司
澳大利亚皇家全科医师学院（RACGP）
澳大利亚皇家护理学院（RCNA）
澳大利亚医院药师协会（SHPA）

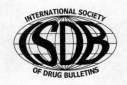

关于治疗指南有限公司

关于这些指南的关键信息

给药方案

若无其他说明，本文中的给药方案适用于通常的非妊娠成年群体。不同的剂量适用于不同的患者。

药物治疗方案的选择，对每种药物的推荐顺序是由其治疗方案前的数字来确定（1 优先，2 次选，以此类推）。相同推荐等级的药物被标记为相同的号码，并通常以字母顺序排列。

免责声明

这些指南为患者的管理提供了可接受的依据，但在个别患者或特定机构中，可能因临床情况而有不同的治疗方案。临床实践的复杂性要求在各种情况下应了解个体的临床情况，并根据这些指导原则，对这些指南进行独立的专业判断。特别是在复杂的情况下，这些指南不能替代寻求适当的建议。

指南中不包括所有的药品信息，即使其中一些信息可能是很重要；一些推荐药物的通常的禁忌证和注意事项可能不全面。用药者需对这些信息非常熟悉。

独立性

《治疗指南》自1978年出版第1版《抗生素分册》以来，一直秉承独立的编撰和出版原则。

治疗指南有限公司（TGL）是一个独立的非营利性组织，负责编写和出版《治疗指南》。它的资金来源于销售和订阅。

《治疗指南》的独立性通过以下方面得到保证：

• TGL独立于政府和许可机构；

- TGL 完全独立于任何形式的商业赞助，包括制药行业；
- 指南中无广告；
- TGL 有严格的政策应对 TGL 董事和专家组成员的利益冲突。

这些原则与国际药品公告协会的原则是一致的，TGL 是其中的成员。

过程

本书是由有经验的临床医生专家组编写的。它代表了独立的共识，在出版的时候对最佳可用的证据和意见进行了提炼和解释。

支持文献可从指南的电子版中获得。

指南的编写过程

TGL 的目的是为忙碌的卫生从业人员提供清晰、实用、权威和简洁的治疗信息，对有特定状况的患者进行管理。

指南是全面的，包括临床实践中所有常见的疾病。信息是独立的、无偏见的，是现有的证据和意见的精髓。正文部分按照诊断病种安排章节。每部分都提供足够的信息来满足读者需求，并提出了简洁和明确的治疗建议。

本指南主要不是为了指导，而是帮助处方者能借助指南让患者得到最佳的治疗。

每 3 ～ 4 年，由专家组修订一次内容。修订周期是基于读者反馈、响应以及证据变化。

主题选择

决定对什么领域制定指南是由 TGL 董事会决定的。对于新的领域，决定是基于：

- 全科或专科医师和（或）有兴趣或参与某一领域的其他团体的明示需要；

・对某一领域可能出现的问题的看法，这是由从业人员对药物使用数据证据的不满意引起的；

・一个明确的问题（如健康负担的大小、费用、实践的变化、现有证据的存在）需要由制定和发布指南来指导。

更新当前主题的决定是基于临床医生的反馈、证据基础的转变、实践的改变、药品的使用模式或细菌耐药性的变化，以及与某一地区有关的其他问题。

专家组

每个专家组由约 12 人组成，其中包括 1 名主席、1 名编辑、若干相关专业的医学专家、1 名全科医生、1 名药师和 1 名护士。根据主题的不同，专家组还可以包括其他领域的专家，如理疗师和营养学家。由 TGL 董事会任命专家组成员。选择成员要考虑的因素包括：

・相关专业知识；

・学术能力；

・所在选区和与关键专业机构的联系；

・协同工作的能力；

・愿意挑战传统思维；

・代表全国的意见；

・代表不同地理区域。

管理

主席在指南的开发过程中起着关键的作用，其有责任确保项目顺利进行并按规定的程序进行。

编辑是 TGL 的员工，与主席和专家组成员保持联络，制订计划时间表，并确保稿件编写的效率、进度和在预算范围。

编辑准备每一次会议所需的所有资料，包括会议记录、对先前版本的反馈（适用时），以及关于内容的信件、章节草案和任何其他相关的背景信息。

编辑准备每一次会议的详细记录，记录所有建议，尤其是那些新的、有争议的建议。会议记录在每次会议后分发给所有成员。

启动会

在每一次专家组的启动会上，会从以下几方面对成员给出解释和指导：

- 知识产权；
- 利益冲突；
- 指南的目的和格式；
- 根据目标读者澄清内容的范围；
- 为支持建议提供证据文件的重要性；
- 与该领域同行专家协商的可取性。

专家组成员被要求声明可能影响他们意见的任何利益或关系，并在随后的讨论和编辑中考虑到这些利益或关系。

在主题领域内，专家组决定哪些具体的诊断实体需要被覆盖，并考虑到会遇到某疾病的可能性。在某些情况下，专家组还可能决定对一些罕见但严重的疾病提供建议。关于哪些实体应该被覆盖的决定可能会受到早期版本用户反馈的影响。

各成员同意分配任务，负责编制个别成员的初稿。

每隔8周举行为期一天的会议，对既往制订的指南进行回顾，并对所有草案进行讨论。

指南的制定和修订

出发点是临床医生用现有的条件管理患者时需要知道的内容。

因此，每个部分都需要包含足够的信息来指导读者，其次是关于管理和治疗建议的简洁而明确的陈述。

在工作计划会议之后，作者根据他们的临床经验和相关领域的现有证据准备初稿，编辑帮助作者识别和获取相关的支持信息。这可能包括原始的科学论文、Cochrane Collaboration的系统综述、知名期刊发表的综述和其他可信机构制定的指南。

个别作者编写的草稿在会议之前分发给专家组所有成员，以便在会议之前为专家组其他成员提供充分的时间考虑材料。

每个草案进行多次面对面的交流与讨论之后，每一章的材料经过审查、质疑，如果必要的话，需要重新编写。有争议之处或不确定之处，需进行进一步的文献检索。

编辑与作者对支持论述和建议的具体研究进行记录，而且这些资料均有副本保留。

一旦专家组得出明确的具体内容，编辑承担相关文字责任，并根据文字的风格和格式重新排版，必要时联系作者和主席。

在详细地审查、协作和修订之后，形成了最终的书稿，这个过程涉及大量人员和不同的编辑阶段。各章节版权不再归属于任何一位作者。专家组的所有成员都对整个书稿负责。

在每个题目的准备中，大约10个月举行一次半天的策划会和5个全天的会议。在最后一次会议中，会审查整个书稿以确保所有成员对全文认可。从最初的专家组会议到出版，每一份书稿的编写时间大约为18个月。

建议的基础

为治疗指南制定内容所需的方法与用于产生文献的"评论或摘要"的方法不同，且不总是完全相容。开发治疗指南的起点是临床问题，这不同于文献中发现的证据或结论，并决定了治疗指南的基础和范围。

关于治疗有效性的科学依据的关联性、适用性和证据力度，对治疗指南的内容发展非常重要。在有着大量证据的临床医学领域，应该将那些确定性更高的证据推荐到临床治疗中。但是，为了确保建议有助于临床医生，相关证据不仅是评估、解释和提炼，还要根据临床情况，进行情景化和个体化分析，并保证制定它是符合或适用于当地的情况。

临床实践中的决策本质上是复杂和多方面的，除了证据外，还需要考虑其他因素以确保建议的关联性和实用性。这些因素的例子包括治疗的可用性以负担能力、危险因素和患者特征。

"证据丰富"部分在临床实践中占少数，因此，治疗指南所开发的材料中有很大一部分是在没有公开证据的领域。

当证据是模棱两可的，有时会有不同的但可支持的立场。提出了医生可以选择的替代方案，但是最终由专家组根据审议的所有证据和意见，承担责任，解决困难，传达清晰、明确的信息。

对于"证据不佳"部分，必须更多地依赖专家意见，并根据对不良反应概况、长期安全数据和成本等标准的评估制定治疗建议。使用这些标准，老药因为使用时间长，有合理的不良反应，通常会被推荐为一线治疗，而不是选择一个有不确定不良反应（特别是长期不良反应）并且通常更昂贵的新药。

如果治疗建议仅基于科学证据，则可利用其他机构制定的分级证据或分层结构与建议相结合的评价方法。但是，由于在治疗指南的制定中考虑到了更多的证据因素，所以不可能使用这些方法。

在治疗指南中所采取的方法在文中都有明确的陈述，无论推荐是基于强有力的证据还是以其他方式。

有关建议的主要信息来源列于治疗指南的电子版本中。

认可机构

一旦文稿完成并经专家组确定，即邀请一些主要组织对文稿予以认可。这些组织包括澳大利亚皇家全科医师学院、澳大利亚医院药师协会、澳大利亚皇家护理学院和国家处方服务有限公司。

出版后的评价

TGL 的评价单元经一个约 200 名用户（全科医师、专科医生、药剂师和学生）的网络积极征求反馈意见。

向网络参与评价者免费提供所有治疗指南。TGL 的工作人员将每年一次或两次访问这些用户，讨论并记录反馈。

在任何新版本开始之前，对以前版本的累积反馈经整理后会传递给专家组，以供他们在修订时加以考虑。

鼓励用户评论指南的内容或格式，可将评论填写到纸质版书后的表格中并返回 TGL，或发评论到 feedback@tg.org.au。

TGL董事会成员

Professor JE Marley (chairman)
New Lambton Heights, New South Wales

Dr JS Dowden
Yarralumla, Australian Capital Territory

Mr MJ Harvey
Sandringham, Victoria

Professor MR Kidd
Potts Point, New South Wales

Mr RS Kneebone
Albert Park, Victoria

Dr CD Mitchell❶
Ballina, New South Wales

Dr JG Primrose
Farrer, Australian Capital Territory

Dr EE Roughead
Mile End, South Australia

Professor JWG Tiller❷
Melbourne, Victoria

Chief executive officer of TGL
Mrs M Hemming
Fitzroy North, Victoria

---

❶ 澳大利亚皇家全科医师学院提名。
❷ 维多利亚州医学研究生基金有限公司提名。

目 录

第1章　相关药物简介 ······················· 1

1.1　抗酸药和抑酸药 ······················· 1

1.2　止吐药 ································· 4

1.3　促动力药 ······························ 7

1.4　抗动力药 ······························ 7

1.5　解痉药 ································· 8

1.6　泻药 ·································· 8

1.7　炎性肠病药物 ·························· 10

1.8　抗微生物药物 ·························· 20

1.9　非病毒性肝病药物 ······················ 27

第2章　食管疾病 ························· 29

2.1　胃食管反流病 ·························· 29

2.2　Barrett 食管 ··························· 38

2.3　食管动力障碍性疾病 ····················· 39

2.4　食管食物嵌塞 ·························· 41

2.5　嗜酸粒细胞性食管炎 ····················· 41

2.6　食管感染 ······························ 42

2.7　药物性食管损伤 ························· 43

第3章　胃功能紊乱 ······················· 45

3.1　Hp 感染 ······························ 45

3.2 NSAIDs 相关性溃疡 ·· 56

3.3 出血性消化道溃疡 ·· 60

3.4 应激性溃疡的预防 ·· 60

3.5 自身免疫性胃炎 ·· 61

第4章　上消化道功能紊乱、恶心及呕吐 ········· 63

4.1 功能性烧心 ··· 63

4.2 功能性消化不良 ·· 63

4.3 嗳气 ·· 65

4.4 呃逆 ·· 65

4.5 恶心及呕吐 ··· 65

第5章　下消化道功能紊乱 ································· 78

5.1 一般措施 ·· 78

5.2 肠易激综合征 ·· 79

5.3 功能性腹胀 ··· 85

5.4 功能性腹泻 ··· 85

5.5 功能性便秘 ··· 86

第6章　小肠疾病 ·· 97

6.1 乳糖不耐受 ··· 97

6.2 乳糜泻 ·· 100

6.3 小肠细菌过度生长 ··· 103

6.4 非甾体抗炎药肠病 ··· 104

6.5 短肠综合征 ··· 104

第7章 感染性腹泻 ···················· 106

7.1 治疗原则 ························· 106
7.2 液体和电解质治疗（补液疗法）·········· 108
7.3 其他支持治疗 ····················· 111
7.4 存在合并疾病和长期用药的患者 ········ 112
7.5 短暂的乳糖不耐受 ················· 113
7.6 病毒感染 ························· 113
7.7 细菌感染 ························· 116
7.8 旅行者腹泻 ······················ 123

第8章 胃肠道寄生虫感染 ············ 126

8.1 胃肠道原虫 ······················ 126
8.2 胃肠道蠕虫 ······················ 131

第9章 憩室病 ······················ 136

9.1 憩室 ··························· 136
9.2 憩室炎 ·························· 137

第10章 炎性肠病 ···················· 141

10.1 定义及治疗的一般原则 ············· 141
10.2 溃疡性结肠炎 ···················· 142
10.3 克罗恩病 ······················ 152
10.4 炎性肠病患者的生育和妊娠 ········· 160
10.5 骨质疏松和炎性肠病 ·············· 161

第11章　肛周疾病 ·· 162

11.1　痔 ··162
11.2　肛周血肿（血栓性外痔）··············163
11.3　肛裂 ···163
11.4　肛周瘙痒症 ··164
11.5　肛部痛（肛门直肠疼痛）·············164
11.6　肛周蜂窝织炎 ····································165
11.7　直肠肛管脓肿和肛瘘 ·················165
11.8　藏毛窦 ···166

第12章　胆胰疾病 ·· 167

12.1　胆道疾病 ··167
12.2　急性胰腺炎 ··168
12.3　慢性胰腺炎 ··171
12.4　囊性纤维化胰腺功能不全 ··········173
12.5　自身免疫性胰腺炎 ·························174

第13章　病毒性肝炎 ·· 175

13.1　甲型肝炎 ··175
13.2　乙型肝炎 ··176
13.3　丙型肝炎 ··185
13.4　丁型肝炎 ··193
13.5　戊型肝炎 ··193
13.6　医务工作者中的针刺伤 ·············194

第14章　非病毒性肝病 ·· 195

14.1　非酒精性脂肪性肝病 ·················195

14.2 药物性肝损伤 ·· 196

14.3 遗传性血色素沉积症 ·· 198

14.4 自身免疫性肝炎 ·· 199

14.5 原发性胆汁性肝硬化 ·· 200

14.6 囊性纤维化和胆汁性肝硬化 ································ 201

14.7 原发性硬化性胆管炎 ·· 201

14.8 急性酒精性肝炎 ·· 202

14.9 妊娠期胆汁淤积 ·· 202

14.10 胆汁淤积性肝病相关的瘙痒症 ··························· 204

第15章　晚期肝病 ·· 205

15.1 腹水 ·· 205

15.2 自发性细菌性腹膜炎 ·· 208

15.3 肝肾综合征 ··· 208

15.4 食管静脉曲张破裂出血 ······································ 209

15.5 肝性脑病 ·· 211

15.6 肝细胞癌 ·· 214

15.7 肝移植转诊 ··· 215

15.8 晚期肝病的营养支持 ·· 216

第16章　营养支持 ·· 218

16.1 常见的维生素和矿物质代谢疾病 ························· 218

16.2 减肥手术 ·· 228

16.3 口服补充剂 ··· 229

16.4 肠内营养 ·· 229

16.5 回肠造口术和结肠造口术的饮食管理 ··················· 232

第17章　胃肠道手术准备 ·· 234

17.1　上消化道内镜的准备 ··234

17.2　结肠镜检查前肠道准备 ··234

17.3　特殊情况 ···236

17.4　内镜手术前后的用药 ··237

17.5　内镜手术预防性使用抗生素 ······································241

附录1　妊娠和哺乳 ·· 244

附录2　支持团体与其他信息来源 ···················· 257

索引 ·· 261

表格、框和图

表格

表1-1 糖皮质激素的重要并发症 ·················· 13

表1-2 患者开始抗TNF治疗的筛查和监测建议 ·········· 19

表3-1 Hp根除治疗的适应证 ·················· 49

表4-1 主要危险因素数量与PONV发生率之间的关系 ······ 72

表4-2 5-HT$_3$受体拮抗剂用于预防和治疗成人PONV
的静脉给药剂量 ·················· 73

表5-1 成人常用泻药 ·················· 89

表6-1 各种乳类和乳制品的乳糖含量和合适的替代品 ······ 99

表6-2 常见婴儿配方奶粉乳糖成分 ·················· 100

表7-1 儿童脱水临床表现的评估 ·················· 107

表7-2 儿童持续口服补液要求 ·················· 110

表8-1 胃肠道原虫的临床意义 ·················· 127

表10-1 口服5-氨基水杨酸（5-ASA）药物治疗溃疡性
结肠炎 ·················· 144

表10-2 成人溃疡性结肠炎的直肠剂型 ·················· 146

表13-1 乙型肝炎的血清学检测 ·················· 176

表13-2 丙型肝炎治疗应答的定义 ·················· 189

表14-1 肝损伤相关药物 ·················· 197

表16-1 营养成分的饮食来源 ·················· 223

表16-2 多聚麦芽糖铁复合物剂量 ·················· 227

附表1-1 妊娠期和哺乳期使用的胃肠道药物 ·········· 248

框

框2-1 有反流症状的患者行上消化道内镜检查的适应证 ··· 30

框2-2 质子泵抑制剂的标准剂量方案 ·················· 32

框 3-1　　NSAIDs相关性上消化道出血、穿孔的危险因素 ···· 57

框 5-1　　一些常见的可以导致便秘的药物 ···················· 87

框 13-1　慢性丙型肝炎肝纤维化的危险因素 ················· 187

框 13-2　慢性丙型肝炎治疗前预测指标 ······················· 188

图

图 3-1　　降低NSAIDs相关性溃疡风险 ······················· 58

图 4-1　　成人PONV治疗流程 ······························· 74

图 13-1　慢性乙型肝炎的各个阶段及与治疗的相关性 ······ 178

第1章
相关药物简介

1.1 抗酸药和抑酸药

1.1.1 抗酸药

抗酸药具有中和胃酸的作用，常用于缓解胃食管反流和消化不良的相关症状。常见制剂多为氢氧化铝、氢氧化镁、三硅酸镁或者三者的复方制剂。铝盐会导致便秘，而镁盐则可能引起腹泻，二者联合可以使两药的胃肠道反应降至最低。铝盐和镁盐在体内的吸收是有限的，但是在肾功能不全的患者中，可能会导致高镁血症或铝蓄积中毒。

含有碳酸氢钠的抗酸药，在被胃酸中和后会影响钠的吸收，因此高血压、心力衰竭、肾功能损害、腹水或外周水肿的患者应避免使用。

含藻酸的制剂可以在胃内形成保护膜，这可减少胃和食管黏膜暴露于胃酸环境下。含有二甲硅油（一种表面活性剂）的抗酸药制剂具有减少胀气的作用，可减少胃食管反流发生的概率。

在消化性溃疡的治疗中，可以选择大剂量、多频次的抗酸药治疗，但是因为有其他更便捷、可靠的药物治疗方案，因此不作为首选方案。

1.1.2 组胺 H_2 受体拮抗剂

西咪替丁、法莫替丁、尼扎替丁和雷尼替丁通过阻断胃黏膜上的组胺 H_2 受体来抑制胃酸分泌。该类药物口服吸收良好，但与抗酸药联合时会减少吸收。该类药物血浆半衰期短，但作用时间较长，因此可以每日1～2次给药。所有的H_2受体拮抗剂都是主要经肾排泄，因此对于肾损害的患者需要减少用药剂量。

西咪替丁能够抑制肝氧化酶，从而减少华法林、苯妥英钠、卡马西平、美托洛尔和茶碱等药物的代谢。法莫替丁、尼扎替丁和雷尼替丁对肝代谢活性的影响相对较小（可能不具有临床意义）。

这些药物的不良反应少见，偶尔可引起严重肝毒性、血液病和皮疹。治疗量的西咪替丁可引起男性乳房发育，偶尔可导致精神恍惚，尤其是在老年人和肾功能衰竭患者中。其他H_2受体拮抗剂相对更加安全。

1.1.3　质子泵抑制剂（PPIs）

艾司奥美拉唑、兰索拉唑、奥美拉唑、泮托拉唑和雷贝拉唑能够通过抑制胃壁细胞上的H^+-K^+-ATP酶通道（质子泵），从而抑制与抑酸刺激无关的胃酸分泌。艾司奥美拉唑是奥美拉唑的S型异构体，它与奥美拉唑的代谢途径相同，但是由于它首过效应更小，因此口服生物利用度更高。一般来说，这两种药物具有相似的功效。

PPIs的起效时间比组胺H_2受体拮抗剂更慢，但抑酸作用更大、更持久。PPIs治疗糜烂性食管炎和消化性溃疡优于组胺H_2受体拮抗剂和其他抗溃疡药物。由于PPIs能产生持久的酸抑制作用，通常每日服用一次即可。当质子泵通道被激活后，PPIs的抑酸效果最强，因此通常会建议患者在饭前半小时服用该药物。

在幽门螺杆菌引起的消化性溃疡的治疗中，通常选择PPIs与抗菌药物联合使用1～2周。PPIs直接抑制幽门螺杆菌的活性，并可通过增加胃液pH值来增强抗生素的作用。

PPIs对酸不稳定，因此需要选择肠溶制剂以保证口服后不被酸破坏。分散片、胶囊和药囊内含有的肠溶包衣小丸，可配成悬浮液制剂。儿童用药剂量，必须要比成人剂量要低，通常是成人剂量的一半或1/4。肠溶微丸能黏附在小口径饲管的侧面（参见第231页）。

关于通过饲管给予PPIs的详细信息，应根据地方医院的相关规章或专家意见。

艾司奥美拉唑、奥美拉唑和泮托拉唑可静脉注射。

1.1.3.1　药物相互作用

PPIs很少与其他药物发生相互作用（除了那些需要在正常胃酸条件下才能吸收的药物），有研究表明，PPIs可能会通过抑制代谢影响氯吡格雷的转化，从而影响其药效。这主要与细胞色素P450酶系中CYP450 2C19相关，是否所有PPIs均有此影响，目前尚不明确（大多数证据均表明奥美拉唑有此影响）。因此只有在患者有明显的胃肠道出血风险或当需要治疗其他疾病的时候（如胃食管反流病），才会推荐PPIs与氯吡格雷联合使用。普拉格雷同样需要转化为活性代谢成分才能够起效，其代谢比氯吡格雷更快，并且主要受CYP450 3A4和CYP450 2B6的影响，而这两种酶不会受到PPIs的影响。

1.1.3.2　不良反应

一般来说，PPIs耐受良好，其最常见的不良反应是头痛，偶见恶心、腹泻。换用其他的PPIs可能会降低这些不良反应。还有一些罕见但是影响更严重的不良反应，包括皮肤反应、血管性水肿、过敏、肝炎、镜下结肠炎、血液疾病、间质性肾炎、男性乳房发育症等。间质性肾炎通常是急性的，且不易被发现，而且往往停药后不可逆。对于PPIs长期用药的讨论，请见下文。

1.1.3.3　长期用药

患者往往会顾虑到长期抑酸治疗的安全性，尤其是长期使用PPIs。尽管其使用20年来无充分证据，但长期以来的使用证明这类药物是安全的。没有证据表明，PPIs对营养素吸收的影响具有临床意义。

早年间，对于PPIs是否导致肠嗜铬细胞瘤发展的担忧（如动物实验）尚未在临床上被证实。长期抑制胃酸的患者较常出现胃底腺胃黏膜息肉，但没有重要的临床意义。在抗胃感染幽门螺杆菌人群中，有一些证据表明，使用PPIs可加速胃萎缩和肠上皮化生，是胃腺癌的危险因素。因此，尽管PPIs对胃腺癌的影响风险尚不明确，但建议在长期PPIs治疗的患者中考虑根除幽门螺杆菌。随着长期使用PPIs，患者肺炎的发生率增加，其相对风险大约为2。PPIs与细菌性胃肠炎（包括旅行者腹泻）的风险增加有一定关系。老年患者社区和医院获得性艰难梭菌感染引起的结肠炎与使用PPIs有关（相对风险高达4），这种感染可能与显著的发病率和死亡率相关。流行病学研究表明，PPIs与骨折发生率的增加相关，可能会减少钙吸收。但前瞻性研究并未显示其对骨密度的影响。长期的抑酸可能影响铁或维生素B_{12}的吸收或促进小肠细菌过度生长，但其临床意义尚不确定。

虽然患者需要了解这些潜在的风险，但长期使用PPIs的绝对风险水平非常低，需要权衡终止药物治疗以及手术等替代方式的潜在危害和不适。

1.2 止吐药

止吐药通常被用来对抗其他有催吐作用的药物，尤其是阿片类药物。所有常用的止吐药均有较明显的不良反应，因此应慎重使用。

1.2.1 甲氧氯普胺

甲氧氯普胺通过拮抗中枢神经系统多巴胺受体达到止吐作用。同时刺激上消化道蠕动，来增加胃排空速度和减少小肠转运时间。一般认为该药是通过释放在肌间神经丛的乙酰胆碱来达到促动力效果的。

常见不良反应包括躁动、嗜睡、头晕、头痛。特别是在静脉注射给药时，容易发生焦虑和兴奋。

甲氧氯普胺可产生锥体外系反应。最严重的是导致急性肌张力障碍反应和迟发性运动障碍，可能需要停用甲氧氯普胺几个月后才能消退。帕金森反应（包括震颤、强直、运动迟缓和运动不能）很少发生。急性肌张力障碍反应，包括面部和骨骼肌痉挛、动眼危象，在儿童和青年人（尤其是女性）中更常见，并且与个体敏感性和剂量过度相关。通常可选择苯扎托品1～2mg肌内注射或静脉注射，对抗这些不良反应。

甲氧氯普胺长期使用可引起迟发性运动障碍，特别是在老年人群中，表现为不自主和重复性运动，即使停药后仍会发生。这些反应多是不可逆的，并且没有好的治疗手段，因此应避免长期使用甲氧氯普胺。

甲氧氯普胺可以通过其对胃运动的影响，从而影响其他药物的吸收。它与酒精、巴比妥类、阿片类药物和其他中枢神经系统抑制剂合用，会加重后者的镇静效果。因为其胆碱能作用，因此不应与抗胆碱能药物联用。

在严重肾功能损害患者中，需要减少用药剂量。

1.2.2　丙氯拉嗪

丙氯拉嗪是一种吩噻嗪类衍生物。其主要止吐效果是中枢介导的，可能是通过阻断多巴胺受体来达到药效。

常见不良反应包括直立性低血压和镇静。急性锥体外系反应虽然罕见，但却是最严重的不良反应，在年轻人中比较普遍，可在单剂量给药后发生，所以丙氯拉嗪很少用于儿童。

长期使用丙氯拉嗪，特别是与吩噻嗪类联合使用时，可引起迟发性运动障碍和其他长期的不良反应，包括药物诱发的帕金森病。

1.2.3 多潘立酮

多潘立酮是一种阻断延髓呕吐中枢的多巴胺受体拮抗剂，能够直接地刺激胃蠕动，但是仍不确定这是否有助于其止吐作用。所以口服多潘立酮替代甲氧氯普胺用于止吐，可能效果不佳。

不良反应包括轻度腹部绞痛、口干和溢乳。尽管多潘立酮不易通过血-脑屏障，但仍有发生急性锥体外系反应（肌张力障碍）的报道。

1.2.4 5-HT$_3$受体拮抗剂

昂丹司琼、多拉司琼、格拉司琼、托烷司琼以及帕洛诺司琼能够选择性拮抗中枢神经系统的5-HT$_3$受体，中枢神经系统的这些受体对细胞毒性药物导致的刺激性呕吐的发生特别重要。胃肠道中同样存在该类受体，并可能与局部引发的呕吐反射有关。

术后用药对于预防术后恶心及呕吐是非常有效的，但在治疗既定的术后恶心及呕吐方面效果不佳。昂丹司琼可控制急性胃肠炎患儿的呕吐症状。

首选薄片制剂（Wafers），因为糖浆剂中含有山梨糖醇，可能会引起腹泻。

5-HT$_3$受体拮抗剂最常见的不良反应是头痛和便秘。面红和视觉障碍较容易发生，特别是在快速静滴的时候，这些异常反应的发生率较低（大约1∶1000）。

1.2.5 阿瑞匹坦

阿瑞匹坦是中枢神经系统中的P物质（神经激肽-1，NK-1）受体的拮抗剂，可对抗由于多种细胞毒性药物化疗所引起的呕吐。阿瑞匹坦可用于预防术后恶心及呕吐或5-HT$_3$受体拮抗剂无效的情况。

阿瑞匹坦没有明显的不良反应。

阿瑞匹坦能够抑制CYP450 3A4及诱导CYP450 2D6。地塞米松是CYP450 3A4的底物，如果与阿瑞匹坦同用，剂量应减少约50%。对服用华法林的患者，阿瑞匹坦可以降低国际标准化比值（INR），需要监测。

1.2.6　其他止吐药

异丙嗪是一种具有抗毒蕈碱作用的镇静性抗组胺药。它可以用来预防和治疗晕动症，并可用于术后恶心及呕吐。手术结束时给予静脉注射异丙嗪可更有助于术后镇静。

在麻醉时给予地塞米松可减少术后24h恶心及呕吐的发生。激素对于控制呕吐的效果尚不明确。

氟哌利多是具有止吐、镇静作用的第一代抗精神病药物。在麻醉结束时，可小剂量静脉注射（0.625mg）该药，以防止呕吐。它也可以用来治疗对标准止吐药没有反应的呕吐。注意避免过度镇静而导致低血压和室性心律失常。氟哌利多可导致Q-T间期延长，但是当用药剂量低于2.5mg时则不会出现此不良反应。但是对于先天性的长Q-T综合征的患者来说禁用此药。

1.3　促动力药

促动力药包括西沙必利、多潘立酮（见第5页）和甲氧氯普胺（见第4页）。红霉素有促动力效果，但在长期使用中会迅速耐药。

西沙必利能够增强全胃肠动力，但是自从被报道其通过导致Q-T间期延长而引发致死性的心律失常后，该药在澳大利亚不再被注册。所以该药必须在专业人士监督下才可使用。

1.4　抗动力药

抗动力药如阿片类衍生物常被用于治疗腹泻，利用的就是其导致便秘的不良反应。

地芬诺酯与哌替啶具有相同的化学结构。复方地芬诺酯的配方中，还包括阿托品，添加该类药物以防止阿片滥用。地芬诺酯能部分穿透血-脑屏障，并可引起类似于阿片类药物的中枢神经系统不良反应，包括依赖性。

洛哌丁胺可与二甲硅油联用以减少与气体相关的腹部不适症状，不良反应（如嗜睡、兴奋、口干、视物模糊、排尿不畅）在很大程度上与其阿片受体激动和抗胆碱能性质有关。

1.5 解痉药

解痉药通过对肠平滑肌的直接作用或对蠕动的神经源性协调的间接抑制作用，减少肠蠕动。解痉药（如丁溴东莨菪碱、美贝维林、薄荷油）可被经验性用于诸如肠易激综合征等疾病。

美贝维林对肠道平滑肌有直接松弛作用。该药用于治疗肠易激综合征的疗效证据有限。但该药没有显著的不良反应。

用于异常运动的抗胆碱能药物包括东莨菪碱、莨菪碱及其衍生物。第四代的铵衍生物（如丁溴东莨菪碱）不透过血-脑屏障，因此没有显著的中枢抗胆碱能作用。然而，它们能够抑制唾液腺、胰腺和膀胱的胆碱能受体。抗胆碱能药物的不良反应包括口干、出汗减少、视物模糊、排尿不畅、尿潴留、便秘和心动过速。因为有广泛的抗胆碱能作用，该类药物禁用于青光眼或有明显前列腺病变的患者。

1.6 泻药

泻药可分为容积性泻药、渗透性泻药、刺激性泻药、大便软化剂泻药。通常我们较为熟悉的润滑性泻药（如石蜡和甘油）可能是同时具有渗透性、兴奋性和大便软化效应的联合作用的。

成人常用泻药见表5-1。

1.6.1　容积性泻药

容积性泻药可通过在结肠吸收水分来增加粪便体积，刺激肠蠕动。用药期间需要摄入足够的液体，以免该类药物使大便硬化从而加重便秘。最常见的容积性泻药为天然产物，包括麦麸、卵叶车前子果壳和亲水胶体。食物中增加纤维也具有容积性泻药的作用。

容积性泻药用于预防便秘优于治疗便秘，因此最好是用于预期可能发生便秘的情况，如老人或暂时卧床的患者。

可能发生的不良反应包括胃肠胀气、腹鸣等。

1.6.2　渗透性泻药

硫酸镁、聚乙二醇3350、乳果糖和山梨糖醇是最常用的渗透性泻药。硫酸镁通常被归为渗透性泻药，但其也能够促进肠蠕动。

这些制剂不在小肠吸收，所以大部分到达结肠。在结肠，它们可以增加粪便的水含量，乳果糖被结肠细菌代谢为乳酸、短链羧酸及其组成单糖（半乳糖和果糖）。酸性物质能够降低结肠的pH值，并有助于降低氨和其他有毒胺的全身吸收。因此，乳果糖可用于肝性脑病的治疗。

乳果糖、山梨糖醇第一次使用时经常引起肠胃胀气和腹部痉挛。它们也引起腹泻、恶心、食欲减退和电解质紊乱。尽管乳果糖在消化道内不被吸收，但是乳果糖糖浆中含有少量半乳糖和乳糖，如果长期用于糖尿病患者，仍会导致高血糖。

聚乙二醇3350可制成与肠内环境等渗的制剂，使电解质和水的损失减少到最低限度，因此可于术前和诊断前肠道准备时大剂量用药。

枸橼酸镁是具有渗透作用的复合制剂，用于严重的便秘或肠道准备。

磷酸钠作为低容量泻药，也可用于肠道准备。

有关它们的使用注意事项，参见灌洗液（第235页）。

1.6.3 刺激性泻药

最常使用的刺激性药物包括比沙可啶、恩醌衍生物（番泻叶、药鼠李、弗朗鼠李）和匹可硫酸钠。该类药物明确的作用机制尚不清楚。一般认为它们刺激肠道神经系统，以增加肠道运动。此类药物无明显的吸收，因此可在局部快速起效。

刺激性泻药主要的不良反应为腹部绞痛和痉挛。频繁使用时由于过量电解质分泌到结肠，可致低钾血症。当用药几个月后，药物中的蒽醌成分可引起结肠黑变病。这种棕色变色的结肠是由于细胞碎片被染色并取代了黏膜下的巨噬细胞。结肠黑变病可在停药几个月后仍然存在，但不影响结肠功能。

1.6.4 大便软化剂泻药

多库酯钠是最常用的大便软化剂，它作为表面活性剂可刺激小肠分泌，使液体增加，深入粪便，从而软化粪便。然而，没有证据表明该类药物对排便通道有任何显著的影响。多库酯钠单独使用效果有限或没有疗效，因此它一般与其他类型泻药联合使用（通常是结肠兴奋剂）。

多库酯钠的不良反应包括腹部不适、肠绞痛和腹泻。

1.7 炎性肠病药物

1.7.1 氨基水杨酸类

5-氨基水杨酸（5-ASA）在结肠黏膜具有抗炎作用，因此被用于溃疡性结肠炎的治疗，以减少症状复发的频率及控制轻度炎症。5-ASA可能对活动期克罗恩病有效，但目前证据尚不足。

澳大利亚可用的氨基水杨酸类有以下几种。

· 柳氮磺吡啶（共轭的5-氨基水杨酸和磺胺吡啶）；

· 美沙拉秦（5-ASA）；

· 巴柳氮（共轭5-ASA和氨基酸衍生物）；

· 奥沙拉秦（共轭双分子5-ASA）。

所有药都可口服（配方和剂量见表10-1）、美沙拉秦也可直肠给药（见表10-2）。直肠制剂的选择是由炎症部位决定（见第143页）。

柳氮磺吡啶、奥沙拉秦和巴柳氮在小肠吸收差，但可被结肠细菌分解，因此其作用部位在结肠。美沙拉秦吸收很少，被肠上皮组织部分代谢。柳氮磺吡啶中的磺胺吡啶可被吸收并在肝脏代谢。

美沙拉秦片剂和颗粒剂具有对pH敏感的包衣涂层，可延迟释放5-ASA，直至药物到达小肠或结肠远端；其释放涂层可将药物匀速释放至整个胃肠道，并持续较长时间。

对氨基水杨酸类不良反应的讨论（特别是柳氮磺吡啶），参见第142页。

1.7.2 糖皮质激素

糖皮质激素主要用于克罗恩病和溃疡性结肠炎炎症的诱导缓解。常用药物有泼尼松龙、泼尼松、氢化可的松、甲泼尼龙和布地奈德。根据临床需要，此类药物既可以静脉、局部给药，也可以口服给药。是否选择直肠制剂，需要根据炎症部位而定（见第143页）。

泼尼松是泼尼松龙的前药，在肝功能正常的情况下转化迅速。除非是在肝功能严重受损的情况下，否则在临床上认为泼尼松和泼尼松龙是等效的，可以互换使用。在指南中，"泼尼松（龙）"表示两药药效相等。

布地奈德的回肠控释制剂用于缓解克罗恩病症状，它局部作用于回肠末端和结肠右侧的黏膜上。与其他糖皮质激素相比，其全身和面部的不良反应少见，但仍可以轻微抑制下丘 - 脑垂体 - 肾上腺轴。

1.7.2.1　用药剂量

当全身使用糖皮质激素时，需要考虑患者的体重、年龄和疾病等因素。一般来说，应尽可能使用低剂量，以达到预期的临床疗效。因为低剂量时可产生抗炎作用，而高剂量则可能导致免疫抑制。泼尼松（龙）通常在每日上午给予单一剂量以模拟自然的皮质醇峰值。

糖皮质激素可抑制下丘脑 - 垂体轴。用药剂量、疗程、患者特点均会影响其抑制作用。泼尼松（龙）每日服用10mg（或另一种糖皮质激素的等效剂量）3周以上可明显抑制肾上腺——这将需要在并发疾病、创伤或手术应激时进行激素替代治疗。

正在应用糖皮质激素的患者术前应增加剂量。否则术后 $6 \sim 12h$ 易出现艾迪生危象。更多信息见《治疗指南：内分泌分册》。

1.7.2.2　减量

当准备停用糖皮质激素时，应先减量以避免出现肾上腺皮质功能不全。对于患者来说，逐渐减量也可保证其基础疾病不会复发。减量的速度取决于患者既往的用药剂量、治疗周期和潜在疾病。

1.7.2.3　不良反应

如果用药剂量和治疗的时间足够长，全身用糖皮质激素必然会出现不良反应。因为激素的生物效应，大多数都是剂量相关性的。主要不良反应列于表1-1。关于这些不良反应的相关信息及应对措施讨论如下。

表 1-1 　糖皮质激素的重要并发症

糖皮质激素效应

- 股骨头和肱骨头缺血性坏死
- 皮肤反应（如皮肤萎缩、紫癜、瘀斑、皮纹、多毛症）
- 消化道反应（如消化不良、消化性溃疡、消化道出血）
- 生长阻滞（儿童生长发育迟缓）
- 免疫抑制，感染的风险
- 代谢的影响（如高血糖、高甘油三酯血症）
- 肌病
- 眼部影响，特别是增加眼内压和白内障
- 骨质疏松
- 肾上腺抑制
- 心理障碍和睡眠障碍（如兴奋、抑郁、偏执性精神病）
- 体重增加和脂肪的再分配

盐皮质激素效应

- 高血压
- 低钾性碱中毒
- 高钠血症（水肿）

注：大部分不良反应与长期治疗有关，不排除短期使用也会出现不良反应。

（1）缺血性坏死（骨坏死）

缺血性坏死可以影响各处的骨骼，但最常见的是股骨近端。它是一种罕见的、特殊的糖皮质激素的不良反应，当泼尼松（龙）的剂量超过20mg/d时，该不良反应更为常见。糖皮质激素暴露与缺血性坏死发展之间的时间是可变的，可以长达数年，这也使得诊断更加困难。该病的发病机制与治疗仍有争议。

缺血性坏死的鉴别诊断中应考虑髋部和腹股沟疼痛（见《治疗指南：风湿病学分册》），尤其是在患者已经大剂量或长期应用糖皮质激素的阶段。

（2）骨密度降低

当接受糖皮质激素的患者用药剂量超过泼尼松（龙）5～7.5mg/d等效剂量或多次使用冲击疗法时，容易出现骨密度降低，从而导致骨质疏松。用药剂量越高，骨质疏松的风险越大。开始使用激素后，骨密度迅速降低，并可能加重一些风湿免疫相关疾病（如强直性脊柱炎）与炎性肠病患者的骨质疏松症状（见第161页）。

当激素治疗的疗程预计大于1个月时，应提前准备对症治疗措施以减少骨量流失。

更多信息，见《治疗指南：内分泌分册》。

> 如果激素治疗时间大于1个月时，应想办法减少骨量流失。

（3）高血糖

当使用大剂量激素治疗方案时，应注意进行血糖监测（见《治疗指南：内分泌分册》）。

（4）感染

大剂量的糖皮质激素引起的免疫抑制，会增加感染的风险。糖皮质激素也可能掩盖感染的早期症状，延误诊断和治疗，并导致更严重的临床后果。

对于长期口服大剂量激素的患者来说，要预防患者患卡氏肺孢子虫病的风险。更多信息，见《治疗指南：抗生素分册》。

1.7.3 硫唑嘌呤和巯嘌呤

硫唑嘌呤和巯嘌呤是巯基嘌呤免疫调节药物。硫唑嘌呤转化为巯嘌呤，是具有强大的抗炎作用的免疫抑制剂。硫唑嘌呤和巯嘌呤主要作用于快速分裂的细胞，能够抑制嘌呤合成、基因复制和T细胞活化。它们被用于治疗难治性或反复发作的炎性肠病患者。该类药物起效缓慢，往往用药3～6个月后药效达到最佳。因此治疗应至少持续3个月，才能判断治疗是否失败。

1.7.3.1 不良反应

在治疗的最初几周，硫唑嘌呤和巯嘌呤可引起超敏反应，包括乏力、头痛、恶心、呕吐、腹泻、发热、寒战、皮疹、肌痛、关节痛、低血压、肝功能异常、胰腺炎和肾损害。这些反应可能被误认为是某种潜在的疾病。硫唑嘌呤导致的恶心可能是剂量相关性的。其他不良反应包括骨髓毒性、肝毒性、增加感染率、脱发、皮肤癌和其他恶性肿瘤。红细胞和淋巴细胞减少是这些药物的常见不良反应，不需要停止治疗。

别嘌醇通过抑制黄嘌呤氧化酶代谢，显著增加硫唑嘌呤和巯嘌呤的作用和毒性。如果必须联合使用，则应

> 如果可能的话，避免同时使用别嘌醇与硫唑嘌呤或巯嘌呤。

减少硫唑嘌呤或巯嘌呤的用量，一般减少75%，并且密切监测患者。

1.7.3.2 监测

应对血常规和肝生化指标进行评估。在开始治疗前检查疫苗接种情况（参见第20页）。

在治疗的头4周，应每周进行血常规监测；之后的4周，应每2周查一次；12周后要再查一次；之后每3个月查一次。肝功能应该每3个月查一次。同时也建议每年要做早期皮肤癌的筛查。

硫唑嘌呤和巯嘌呤可代谢为无活性产物和有活性的6-硫代鸟嘌呤核苷酸（6-TGNs）与6-甲巯基嘌呤（6-MMP）。

巯嘌呤甲基转移酶（TPMT）是将嘌呤转化为无活性代谢产物的主要代谢酶。该酶在人群中呈多峰分布，具有遗传多态性。TPMT只在约1/300的人中为不表达或低表达，8%～11%的人为中等活性，其余的有正常的高表达。低活性的人产生较少的非活性代谢物，但RBC 6-TGNs浓度较高，会增加骨髓抑制的易感性，特别是在患者同时服用可抑制TPMT的药物（如柳氮磺吡啶、奥沙拉秦或美沙拉秦）时。代谢酶活性高的人群，难以代谢产生高浓度的RBC 6-TGNs，导致疗效降低。

在一些机构，可以进行TPMT检测和RBC 6-TGNs有效浓度的检查。RBC 6-TGNs和6-MMP浓度测定有助于优化硫嘌呤剂量和增加反应率，而TPMT测试有助于预测患者的不良反应风险。注意，对TPMT测试结果为不确定的严重毒性风险的患者，密切监测血细胞计数仍然是必不可少的。

1.7.4 甲氨蝶呤

甲氨蝶呤是一种有免疫抑制和抗炎作用的叶酸拮抗剂。它可用于难治性克罗恩病的治疗。几个月后可看到初步疗效。对于轻中度肾损害的患者需要调整剂量。禁用于重度肾损害的患者。

1.7.4.1 不良反应

甲氨蝶呤抗炎活性长。对于非癌症的治疗，每周使用一次。建议患者采用周剂量而不是日剂量。如果超过推荐剂量，会有严重的毒性反应的风险。应该每周固定使用该药，以尽量减少无意中错误服用日剂量治疗所带来的风险。

> 建议患者每周只服用一次甲氨蝶呤。

最常见的不良反应是恶心和口腔溃疡，但坚持服用症状会减轻。通过减少剂量、同时使用叶酸和胃肠外给予甲氨蝶呤，可以减少这些不良反应的发生。甲氨蝶呤治疗期间推荐同时使用叶酸，最好是分开服用。

转氨酶异常较常见，特别是糖尿病、肥胖、肾功能受损、病毒性肝炎或过度饮酒的患者。肝毒性的严重程度与总累积量相关，并表现为肝纤维化日益严重，甚至发展至肝硬化。机制不明。在规范用药，并且转氨酶和白蛋白无异常的患者中，该不良反应罕见。然而仍必须要进行肝生化指标监测（见第17页）。瞬时弹性成像可用于长期服用甲氨蝶呤患者的肝纤维化评估。在患有肝病或酒精滥用的患者中应慎重使

治疗指南·胃肠病分册

用甲氨蝶呤，甲氨蝶呤治疗开始前，近期肝活检可能对患者是有效的，并建议寻求专家建议。

甲氨蝶呤可引起白细胞减少、血小板减少和贫血。这些血液学事件的发生频率较低，但在老年人、肾功能受损者以及急性疾病（如病毒感染、脱水）患者中发病率较高。用药后出现剧烈不适的患者应暂停治疗。甲氨蝶呤也可能出现皮疹、月经过多、肺炎、乏力、脱发、抑郁。

甲氨蝶呤有致畸作用，因此，如病情允许，在妊娠前至少3个月内应停止治疗。

1.7.4.2 药物相互作用

避免将甲氨蝶呤与其他抑制叶酸的药物联合使用（如甲氧苄啶和甲氧苄啶/磺胺甲噁唑），因为会增加其血液毒性的风险（如全血细胞减少、巨幼红细胞贫血）。

如果给予能够抑制甲氨蝶呤在肾小管分泌的药物，甲氨蝶呤的血药浓度可升高，如丙磺舒、青霉素、阿司匹林和其他非甾体抗炎药（NSAIDs）。然而，低剂量的甲氨蝶呤与低剂量的阿司匹林（300mg/d或更少）或与其他非甾体抗炎药联用，会有一定的中毒风险。

1.7.4.3 监测

在开始治疗前检查疫苗接种情况（参见第20页）。在用药前6个月，每个月进行一次全血计数及肾功能和肝生化评估，之后每2个月检查一次。在中毒风险较低的患者中，可以考虑将监测时间间隔放宽到每3个月一次。对于肝功能指标异常的患者，应监测得更加频繁。对于停用甲氨蝶呤后转氨酶仍继续上升的患者，可能需要做肝活检。

由于甲氨蝶呤的毒性风险，应建立一个风险提示系统，以确保实验室监测和随后的临床检查。

1.7.5 阿达木单抗和英夫利昔单抗

阿达木单抗和英夫利昔单抗是抗肿瘤坏死因子（TNF）-α 的单克隆抗体。这些生物制剂用于中至重度的克罗恩病和常规治疗方案难治的已形成瘘的严重溃疡性结肠炎患者。

阿达木单抗皮下注射给药，英夫利昔单抗静脉注射给药。这些药物临床疗效相近，而且选择通常取决于患者的偏好和获得英夫利昔单抗的输液中心。

1.7.5.1 不良反应

TNF 参与正常的炎症反应和免疫反应。抗TNF治疗经验有限，少见的或延迟发生的严重不良反应发生率升高。

在接受抗TNF治疗的患者中，感染风险增高，最严重的是肺结核或乙型肝炎（见下文）。约50%的肺结核患者会出现复发，感染部位是肺外，包括淋巴结、腹膜、骨和脑膜。一般都发生在治疗的头几个月。

英夫利昔单抗输液反应的发生率大约是10%。这些反应通常比较轻微（有恶心、头痛、发热、呼吸急促），很少有过敏反应发生。轻度至中度输液反应发生时，可以停药或减慢输液速度，或采用静脉注射抗组胺药或氢化可的松对抗。如果发生严重反应，需要停用英夫利昔单抗。阿达木单抗可引起注射部位不良反应，但无需处理。

抗TNF治疗的过程中，会出现双链DNA抗体和抗核抗体，但系统性红斑狼疮的临床特点罕见（发生率小于1%）。英夫利西单抗抗体的产生，可能是该药急性输液反应的原因。此外还有迟发型超敏反应（包括发热、关节痛）和后续剂量的响应时间减少。

抗TNF治疗可加重充血性心力衰竭，不应使用在纽约心脏协会（NYHA）评分Ⅲ或Ⅳ级的患者。

还有一些罕见的与抗TNF治疗相关的严重不良反应，包括淋巴瘤、脱髓鞘综合征和肝毒性。

1.7.5.2　治疗前筛查及监测

患者开始抗TNF治疗监测筛查的建议摘要列于表1-2。抗核抗体（ANA）基线水平可能是有意义的。

表1-2　患者开始抗TNF治疗的筛查和监测建议

开始抗TNF治疗前进行筛选评估

- 病史和临床检查，以排除败血症可能
- 排除禁忌证（如脱髓鞘综合征、心力衰竭、恶性肿瘤）
- 患者人口统计学的临床评估以及过去暴露于特定感染或者感染的危险因素（如结核杆菌、乙型肝炎病毒、艾滋病病毒、水痘-带状疱疹病毒、人乳头瘤病毒）
- 胸片、肺结核特异性γ-干扰素释放试验和结核菌素皮肤试验、HBsAg和抗-HBc检测
- 结核杆菌或乙型肝炎病毒检测阳性的患者应给予预防和治疗
- 对疫苗接种情况进行评估，包括乙型肝炎病毒、人乳头瘤病毒、流感病毒、肺炎链球菌和水痘-带状疱疹病毒[①，②]
- 女性要做巴氏涂片（PAP）

抗TNF治疗过程中的监测

- 每3个月进行一次临床检查，以评估治疗效果和任何不良反应，尤其是败血症
- 正在进行的预防保健计划（如妇女的巴氏涂片）

① 虽然在抗TNF治疗之前提出了建议，但在任何免疫抑制治疗（包括硫代嘌呤免疫调节药物、甲氨蝶呤和糖皮质激素）之前应考虑对患者主动免疫接种。

② 水痘-带状疱疹病毒疫苗是一种活的病毒，不能给已经服用免疫调节药物的患者。其他活疫苗包括黄热病、麻疹-腮腺炎-风疹疫苗和结核病的卡介苗疫苗（BCG）。

注：改编自Connell W, Andrews JM, Brown S, Sparrow M. Practical guidelines for treating inflammatory bowel disease safely with anti-tumour necrosis factor therapy in Australia. Intern Med J, 2010, 40(2): 139-149。

所有患者开始接受阿达木单抗或英夫利昔单抗应筛查肺结核。对于结核菌素皮肤试验或结核特异性γ-干扰素释放试

验阳性的患者，尽管可能没有任何活动性肺结核的表现，但仍可能有潜伏性结核感染。在开始治疗前应该寻求有关异烟肼预防的专家建议（参见《治疗指南：抗生素分册》）。

在开始使用免疫抑制剂或生物制剂治疗前（表1-2），通过在接诊时评估接种史和血清学检查，可以最大限度降低疫苗带来的感染的风险。患者能接受抗TNF治疗前，需要接种（或加强）麻疹-腮腺炎-风疹（MMR）、乙型肝炎、甲型肝炎、水痘、水痘-带状疱疹（50岁以上）、流感、乳头瘤病毒、肺炎球菌病、脑膜炎球菌病和破伤风疫苗。必须在开始用免疫抑制剂或生物制剂治疗前至少3周给予活疫苗（水痘-带状疱疹和水痘）。

1.7.6　环孢素

环孢素是一种免疫抑制剂，能抑制活化的T细胞释放细胞因子。它用于治疗其他药物治疗无效的难治性溃疡性结肠炎。

环孢素具有很高的毒性和不良反应，因此应该在专家的监督下使用。高剂量用药时，应遵循血药浓度监控的结果。主要不良反应为可逆性肾功能损害和高血压。其他常见的不良反应包括多毛、牙龈增生、胃肠功能紊乱、肝功能异常、高脂血症和中枢神经系统紊乱。

1.8　抗微生物药物

在下文中，仅讨论具有特定胃肠道适应证的抗微生物药物。对其他抗微生物药物的讨论，可参见《治疗指南：抗生素分册》。

1.8.1　抗菌药物

1.8.1.1　左氧氟沙星

左氧氟沙星，即氧氟沙星的*S*对映异构体，是一种口服吸收较好的喹诺酮类抗微生物药物。它有抗幽门螺杆菌的活性。

左氧氟沙星口服耐受性较好。超敏反应较少见。但它具有使Q-T间期延长的风险，可能发生在临床相关的易感人群中或者在同时服用使Q-T间期延长的药物的患者中。

左氧氟沙星并没有显著的药物相互作用，但不应与含镁或含铝的抗酸药同时服用。

1.8.1.2 硝基咪唑类

甲硝唑和替硝唑对幽门螺杆菌、革兰阴性厌氧菌（如脆弱拟杆菌）、革兰阳性厌氧菌（如梭状芽孢杆菌属）及厌氧原虫（如阴道毛滴虫、蓝氏贾第鞭毛虫和溶组织内阿米巴原虫）有抗菌活性。

常见的不良反应包括恶心、腹泻和口内有金属味。甲硝唑与酒精共同使用，可能引起双硫仑样反应，治疗期间应劝告患者戒酒。长期或大剂量应用甲硝唑可能会引起感觉异常和外周神经病变。

1.8.1.3 利福霉素类

利福平和利福布汀是广谱抗生素，其主要用于分枝杆菌的感染。利福布汀是根除幽门螺杆菌的二线治疗方案药物。利福平用于缓解胆汁淤积性肝病所致的瘙痒症状。

其潜在的不良反应（特别是间歇性治疗）包括血小板减少、急性肾功能衰竭和流感样综合征。使用利福平治疗，其不良反应也可能出现肝炎，故使用前应检查肝功能。应提醒患者该药可使尿液、汗液、泪液等体液发生橘黄色改变，也可能使软性隐形眼镜染色。

利福平、利福布汀与许多药物发生相互作用。虽然利福布汀对细胞色素P450酶的诱导作用小，但这两个药均有此作用。这可以影响其他药物的血药浓度，如口服避孕药、糖皮质激素、华法林、某些抗反转录病毒药及口服降糖药，故必要时应当寻求潜在药物相互作用的建议。单剂量的利福平也能显著降低口服避孕药的疗效。

利福昔明是广谱抗生素，对革兰阳性菌、革兰阴性菌以及大部分致旅行者腹泻的细菌病原体有抗菌活性。在美国，利福昔明被批准用于治疗旅行者腹泻以及肝性脑病。它在肝性脑病中的作用方式还不明确，但它可能通过减少结肠中产氨细菌的数量而发挥作用。利福昔明口服吸收有限。

利福昔明无显著的不良反应或药物相互作用，但随着其广泛应用，潜在的细菌耐药性尚未确定。

1.8.1.4　万古霉素

万古霉素对许多革兰阳性菌有抗菌活性。口服给药用于治疗由艰难梭状芽孢杆菌引起的抗生素相关性腹泻的严重病例。在肠梗阻相关的严重病例中，万古霉素可用于保留灌肠治疗。

1.8.2　抗肠蠕虫药

1.8.2.1　苯并咪唑类

阿苯达唑和甲苯咪唑主要用于治疗肠道蠕虫的感染，如蛔虫感染（蛔虫病）、蛲虫感染（蛲虫病）、十二指肠钩虫和美洲钩虫感染（钩虫病）、鞭虫感染（鞭虫病）和粪类圆线虫病。

阿苯达唑用于包虫病的辅助治疗（结合手术）。

这两种药物的主要不良反应是转氨酶升高、胃肠道不适以及血液系统异常（如白细胞减少）。妊娠期妇女及6个月以下的儿童不宜使用阿苯达唑。

治疗全身性感染，高脂饮食时，这些药物吸收最好。而对于肠道蠕虫感染，这些药物需要空腹服用，以限制全身性吸收。

三氯苯达唑用于肝片吸虫（肝吸虫病）的治疗。

1.8.2.2　伊维菌素

伊维菌素用于丝虫病、盘尾丝虫病、粪类圆线虫病、痂皮性疥疮（挪威疥）、头虱和皮肤幼虫移行症。5岁及以下儿童不建议使用。

丝虫感染的过敏反应源于药物作用于微丝蚴，但这些都是短暂的，可以使用镇痛药和抗组胺药来缓解。伊维菌素在使用高脂饮食时吸收最好。

1.8.2.3　吡喹酮

吡喹酮主要用于血吸虫病，它可用于包虫病的辅助治疗。短暂的不良反应有胃肠不适、头痛、头晕和嗜睡。

1.8.2.4　噻嘧啶

噻嘧啶对蛔虫感染（蛔虫病）、十二指肠钩虫和美洲钩虫感染（钩虫病）、蛲虫感染（蛲虫病）有效。不良反应较少。

1.8.3　抗原虫药

1.8.3.1　硝唑尼特

硝唑尼特是一种口服的抗原虫药物，对隐孢子虫和肠贾第鞭毛虫有活性。它主要用于治疗隐孢子虫感染。不良反应通常较轻，包括恶心、腹痛、腹泻和头痛。

1.8.3.2　巴龙霉素

巴龙霉素是一类氨基糖苷类抗生素，对包括阿米巴在内的原虫有抗菌活性。由于其口服吸收少，肠道浓度高，口服给药用于治疗无症状的携带者，或根除阿米巴性结肠炎（痢疾）初期治疗后的包囊。不良反应限于胃肠道的不能耐受，尤其是腹泻。

1.8.4　抗病毒性肝炎药物

1.8.4.1　干扰素

干扰素是自然生成的细胞活素族蛋白质，属于细胞因子家族的一种，其在机体对抗病毒感染时可释放。干扰素与特异性细胞受体结合后，使一系列蛋白质的合成水平升高，而这些蛋白质可增强细胞对抗病毒的免疫反应。干扰素类药物主要分为3类：干扰素α、干扰素β、干扰素γ。重组干扰素α-2a和α-2b用于治疗慢性乙型肝炎和丙型肝炎。干扰素能单独应用，但与利巴韦林联合应用治疗慢性丙型肝炎效果更好（见下文）。

聚乙二醇干扰素是标准的干扰素分子交联聚乙二醇分子形成的。这些偶合物受肾清除率影响较少，能够延长干扰素作用时间。聚乙二醇干扰素α-2a是一类稳定的偶合物，能直接影响受体结合位点，而聚乙二醇干扰素α-2b可水解释放干扰素α-2b。聚乙二醇干扰素α-2b有较大的分布容积，其与聚乙二醇干扰素α-2a相比更易消除。聚乙二醇干扰素每周皮下注射，可用于长期治疗。

干扰素可加重肝硬化患者的肝炎程度，引起肝代偿功能失调。如果有渐进性肝代偿功能失调的迹象，应停止治疗。

常见的不良反应有流感样症状、厌食和体重下降。流感样症状可使用对乙酰氨基酚处理。神经系统不良反应经常发生，如抑郁、焦虑、情绪不稳定、嗜睡和健忘。干扰素可诱导精神疾病，特别是抑郁症和焦虑症，故有这些疾病史的患者应该慎用。严重的抑郁症和其他主要精神疾病为禁忌证。

干扰素能引起甲状腺功能障碍，包括甲状腺功能亢进症和甲状腺功能减退症，故治疗前和治疗期间每3个月均应进行甲状腺功能检查。短暂的骨髓抑制（中性粒细胞减少和血小板减少）需要减少剂量。至少每个月进行一次血细胞计数监测。有些患者长期使用后产生干扰素抗体，使其疗效降低。

干扰素α在孕妇中使用的安全性尚不明确，一般来说，这些药物不在孕妇中使用。

1.8.4.2　利巴韦林

利巴韦林是一种人工合成的鸟苷类衍生物，其抗病毒机制仍不明确，很可能是多种同时存在的机制促成了干扰素α的抗病毒作用并增强其作用。如果单独使用，其抗丙型肝炎活性有限，与聚乙二醇干扰素α联合应用有助于持续的抗病毒反应。它有广泛的抗病毒活性，包括抗呼吸道合胞病毒，但对乙型肝炎病毒并没有显著的活性。

溶血性贫血是常见的不良反应，可能需要减少剂量（尤其在治疗的第一个6周内）。血红蛋白病的患者或透析患者禁用利巴韦林。对于确认或者怀疑缺血性心脏疾病的患者应慎用。必须常规监测血细胞计数、电解质和血清肌酐。治疗早期偶尔可见皮疹（占病例的10%～15%），但通常症状轻微，无需停止治疗。

在研究的所有动物中，给予远低于人的推荐使用剂量，发现利巴韦林有胚胎毒性和致畸作用。它也有遗传毒性（致突变）和可逆性损害精子形成的作用。它在细胞内积累，在人类中的半衰期约为12天，因此：

利巴韦林禁用于孕妇或者是有可能受孕的女性。

利巴韦林禁用于那些配偶有生育能力的男性，除非双方都使用有效的避孕措施。

避孕应至少持续到治疗结束后6个月。

由于不知道精子中的药物是否会影响胎儿，故使用利巴韦林治疗的男性，其配偶已经妊娠的，应当使用阴茎套。

1.8.4.3　核苷及核苷类似物

核苷及核苷类似物竞争性抑制乙型肝炎病毒DNA聚合酶，阻碍病毒的复制。其对人类细胞核中的多聚酶抑制作用较弱，但能抑制人类线粒体DNA，引起细胞损伤。有报道长期使用核苷类似物可引起线粒体毒性。核苷及核苷类似物口服使用。在肾损伤患者中需要减少剂量。

阿德福韦、恩替卡韦、拉米夫定和替诺福韦用于治疗乙型肝炎。替比夫定也可使用，但自从发现更有效、病毒耐药性更低的治疗药物后，其使用就受限了。

（1）阿德福韦

阿德福韦是一种腺苷的核苷类似物。它用于慢性乙型肝炎的初始治疗，对拉米夫定耐药的变异体有活性。相对来说，替诺福韦更有效，起效更快。阿德福韦最常见的不良反应就是胃肠道不适。它能引起迟发的肾损伤。妊娠期不应使用阿德福韦。

（2）恩替卡韦

恩替卡韦是一种鸟苷的核苷类似物。在未经治疗的患者中，它有低的潜在诱导病毒耐药的作用，能用于慢性乙型肝炎的初期治疗。耐药现象在先前使用拉米夫定产生耐药性的患者中很常见，在这种情形下，恩替卡韦不应使用。恩替卡韦通常有良好的耐受性。它最常见的不良反应有头痛、疲劳、眩晕、恶心。妊娠期不应使用恩替卡韦。

（3）拉米夫定

拉米夫定是一种胞嘧啶的核苷类似物，用于治疗HIV感染和慢性乙型肝炎。不良反应不常见。拉米夫定用于单一疗法时，主要的局限在于产生病毒耐药性（治疗5年后，有70%的患者产生耐药性）。病毒对拉米夫定产生的耐药性也能增加其对其他抗病毒药物耐药性。正是由于这些原因，拉米夫定不在作为一线治疗药物使用。长期服用拉米夫定的患者需要定期监测乙型肝炎病毒DNA浓度，一旦耐药性产生，为避免疾病的发作，需要使用另一种（或可选择的）抗病毒药物。对于妊娠期使用拉米夫定，临床经验广泛。

（4）替诺福韦

替诺福韦是一种腺苷的核苷类似物，能够抑制乙型肝炎病毒和HIV。它对耐拉米夫定和恩替卡韦的乙型肝炎病毒有活性。替诺福韦有良好的耐受性，也会出现肾损伤，但与阿德福韦相比，可能性较小。替诺福韦的临床试验显示，经过4年的药物治疗并没有发现耐药性。对于妊娠期使用替诺福韦，临床经验广泛。

1.9 非病毒性肝病药物

1.9.1 奥曲肽

奥曲肽是一种天然内源性生长抑素的合成类似物，但作用较长且持久。奥曲肽能减少内脏血流量，抑制5-羟色胺、生长激素、胃肠道和胰内分泌激素［胃泌素、胰高血糖素、胰岛素、胃动素、胰多肽、分泌素、血管活性肠肽（VIP）］的分泌。在胃肠出血后，血管活性肽（包括胰高血糖素和VIP）水平升高，所以抑制它们的分泌可减少门静脉及侧支循环的压力。奥曲肽也有直接的缩血管作用。

奥曲肽通常皮下注射控制胃肠胰内分泌系统肿瘤（如类癌肿瘤、VIP瘤、胰高血糖素瘤）引起的症状，也能减少胰腺手术后的并发症。静脉输液用于静脉曲张出血的处理。

不良反应包括胆石症（一般无症状，不需要治疗）、腹痛、腹泻，较常发生。静脉输液有良好的耐受性，但需要监测血糖浓度。

1.9.2 索拉非尼

索拉非尼是一种多激酶抑制剂，用于治疗晚期肝癌，但无细胞毒性。通常口服给药，应持续治疗直至患者不能临床受益或出现不可耐受的毒性反应。显著的毒性反应包括腹泻、疲劳、体重下降、手足综合征（手足皮肤反应）、皮疹、脱发、高血压、出血。在开始使用索拉非尼前，需要进行足部检查，以及考虑高血压的预防性治疗方案。肝硬化失代偿期患者不应使用索拉非尼。

1.9.3　特利加压素

特利加压素为血管加压素的前体药物。血管加压素可直接引起血管平滑肌收缩，也有肾脏(抗利尿激素)作用和中枢作用。肠系膜循环的血管收缩可导致门静脉血流减少，因此门静脉压降低，这可以减少食管静脉曲张的出血现象；它也可以降低对全身血管舒张产生的交感神经反应，这有益于减少肾血流量，最终有益于肝肾综合征。

特利加压素是静脉推注给药，优于血管加压素，血管加压素需要持续输注。特利加压素联合浓缩的白蛋白可治疗肝肾综合征。特利加压素与血管加压素相比，引起缺血性并发症（肠道、心肌、肢体的缺血）、心律失常、脑血管事件的可能较小。它也不像血管加压素，给药时可以不用重症监护及心脏监测。

1.9.4　熊去氧胆酸

熊去氧胆酸是一类天然存在的胆汁酸，由3%的正常胆汁酸构成。它的合成物用于慢性胆汁淤积性肝病和妊娠胆汁淤积症的处理，但是其作用机制尚不明确。口服使胆汁酸中熊去氧胆酸的浓度升高，同时降低疏水性高、具有潜在毒性的胆汁酸（胆酸和鹅去氧胆酸）的浓度。它也增加了胆汁酸的排出量和胆汁流量。免疫学效应也可有一定优势（如肝细胞抗原异常表达的减少及免疫球蛋白和细胞因子的下调）。

熊去氧胆酸一般有良好的耐受性，无严重的不良反应。可能会加重部分患者的皮肤瘙痒症。由于熊去氧胆酸与考来烯胺（消胆胺）、氢氧化铝结合，减少其吸收，故在这些药物（或相关药物）服用间隔2h才能服用熊去氧胆酸。当与熊去氧胆酸同服时，环丙沙星的吸收将减少，需要溶解的药物（如环孢素）的吸收将升高。

第2章
食管疾病

2.1 胃食管反流病

2.1.1 胃食管反流病的诊断

胃食管反流的症状是常见的，15%～20%的成人每周会至少经历1次烧心或反流的症状。大多数是偶发症状，通常伴随不当饮食史，仅少部分（约5%）是每天有症状，与饮食无关。如果症状频率高（高于每周2次）或程度重，严重影响生活质量，则考虑为胃食管反流病（gastro-oesophageal reflux disease，GORD）。

除了烧心和反流，胃食管反流病还伴随食管外症状的范围（如呼吸道、咽、喉、口腔症状及睡眠障碍）。

约2/3的有反流症状的人在常规上消化道内镜检查无肉眼可见的炎症（非糜烂性反流病）。其余的表现为从轻微的糜烂到环形溃疡伴/不伴化生（Barrett食管）。严重的症状不代表存在食管溃疡。

在少数患者中，胃食管反流病可能会导致并发症，如食管狭窄（需要扩张）或恶性肿瘤（认为是柱状上皮化生所致）。

在大多数患者中，控制症状是治疗的主要目标。对于少数重要的患者，病变较严重（含食管溃疡），预防和治疗并发症也很重要，这些患者应由胃肠专科医师管理。

因为上消化道内镜检查对胃食管反流病而言缺乏敏感性，所以不推荐常规检查。上消化道内镜检查的适应证包括不典型或预警症状，以及对抑酸效果较差（见框2-1）。

框2-1　有反流症状的患者行上消化道内镜检查的适应证

• 预警症状：

—贫血；

—吞咽困难 / 吞咽痛；

—呕血或黑粪；

—呕吐；

—体重下降。

• 短时间内出现的症状（特别是在老年人）。

• 严重 / 频繁的症状。

• 症状有变化。

• 老年人。

• 对治疗反应欠佳。

• 症状的确诊。

对于典型的无预警症状的患者，试验性质子泵抑制剂（PPIs）治疗可能是一种有效的诊断测试。治疗应根据症状的严重程度和内镜检查结果。

胃食管反流的用户和专业信息由澳大利亚胃肠病学会提供（www.gesa.org.au）。

2.1.2 胃食管反流病的治疗

2.1.2.1 轻度间歇性胃食管反流症状

治疗轻度间歇性胃食管反流症状（每周不超过一次），避免暴食是必需的。有证据表明，限制酒精、高脂肪餐、巧克力和咖啡可能是有益的。减少摄入柑橘类水果、番茄制品、辛辣食品、碳酸饮料可能也有好处。虽然这些食物中的大部分不刺激食管，但它们可以在食管炎和易激惹的食管患者中引起症状。这些都是可以被试验的一般性建议，但如果它们是有效的，应该继续。应建议患者避免不必要的食物限制。

其他建议包括：

• 少食；

• 两餐之间饮水，而不是餐中；

- 避免进食后躺下；
- 在就寝前2～3h内避免进食或饮水或剧烈活动；
- 抬高床头（如果夜间症状明显）；
- 减肥；
- 停止吸烟；
- 少饮酒。

如果需要药物治疗，使用：

1 抗酸药，如
   氢氧化镁和氢氧化铝10～20ml口服；
   或
   抗酸药加藻酸盐制剂10～20ml口服；

或

1 组胺H_2受体拮抗剂（一些是非处方药物），如
   法莫替丁20mg口服，每日1次或每日2次；
   或
   尼扎替丁150mg口服，每日1次或每日2次；
   或
   雷尼替丁150mg口服，每日1次或每日2次；

或

1 标准剂量的质子泵抑制剂（见框2-2）口服，每日1次，餐前0.5～1h（有些较低剂量服用时不需要处方）。

抗酸药片比液体制剂效果差，但是携带方便。

> 如果患者胃食管反流症状持续存在，建议复诊。

如果调整生活方式或药物治疗无效或者每周用药超过一次，则建议患者对胃食管反流病进行治疗（见下文）。

2.1.2.2 胃食管反流病

胃食管反流病患者的症状每周发作两次或更多，症状非

常严重，显著损害生活质量，往往需要规律性的治疗。在典型症状的存在下，上消化道内镜检查只需在框2-1所列的情况下进行。大多数患者不需要内镜诊断胃食管反流病，他们的初始管理是基于症状的控制（见下文）。已行上消化道内镜检查患者的处理，见第33页。

（1）初始治疗

质子泵抑制剂（PPIs）一般优先于组胺H_2受体拮抗剂作为初始治疗，因为标准剂量的PPIs有更好的疗效。它们被用作试验性治疗，以迅速缓解症状或治愈可能存在的糜烂性病变。这一策略也为患者基本程度的症状缓解提供了基线，在降阶梯治疗过程中症状复发，可参考基线。使用方法：

标准剂量的质子泵抑制剂（见框2-2）口服，每日1次，餐前0.5 ～ 1h。

框2-2　质子泵抑制剂的标准剂量方案

艾司奥美拉唑20mg口服，每日1次，餐前0.5 ～ 1h；
或
兰索拉唑30mg口服，每日1次，餐前0.5 ～ 1h；
或
奥美拉唑20mg口服，每日1次，餐前0.5 ～ 1h；
或
泮托拉唑40mg口服，每日1次，餐前0.5 ～ 1h；
或
雷贝拉唑20mg口服，每日1次，餐前0.5 ～ 1h。

治疗的初始疗程应为4 ～ 8周。对于症状大多是在白天的患者，最好是早餐前服药。对于症状大多是在夜间的患者，最好是晚餐前服药。少数患者需要每日服药2次以控制症状。当症状得到足够缓解后，可以考虑维持治疗（见第33页）。

如果症状得不到足够缓解（尤其是治疗8周后），应检查

PPIs的服用是否规律和服药时间是否正确。如果服药是正确的，则应行胃镜检查排除其他疾病。如果没有其他原因的话，症状仍得不到缓解，可考虑将药物剂量加倍。请注意，标准剂量的PPIs每日2次服用比两倍剂量的PPIs单次服用效果更佳。如果仍达不到效果，应考虑其他疾病（如功能性烧心，第63页）。

（2）维持治疗

维持治疗的目的是控制症状，减少并发症发生的风险和降低成本。双策略得到了支持。

如果对初始的抑酸治疗有良好的反应，停止PPIs治疗（或切换到按需治疗）后可能30%的患者症状会持续缓解。不过很多患者的症状会复发，需要开始按需治疗，继而可能需要继续规律治疗。

另外，可减少药物的剂量和降低药物的使用频率，逐渐滴定，以最少剂量和最低频率的药物来控制症状。药物减量对每一位患者而言，应逐渐滴定。一般来说，减少常规剂量的PPIs，然后切换到按需予PPIs治疗或按需予组胺H_2受体拮抗剂治疗。建议当药物减少到症状复发的剂量时，应该返回到提供有效的症状控制的最低剂量。患者需要了解他们的用药要求可能会有变化（根据食物的摄入量、压力和体重等因素），需要做相应的调整。

有难治性或复发性症状的患者应被推荐专业人士的建议。

PPIs长期使用的讨论见第3页。

（3）内镜检查结果已知的患者的治疗策略

上消化道内镜检查被用于诊断不明确或可疑并发症的患者。内镜检查诊断胃食管反流病缺乏敏感性，而且内镜检查对于正在接受治疗的患者需要指征。随后的处理是由黏膜损伤的严重程度而定。

以前未经治疗的患者内镜下没有食管糜烂的表现，或轻度糜烂性病变（洛杉矶分级A和B❶），应进行"初始治疗"（见第32页）。

低于10%的胃食管反流病患者，约25%的糜烂性食管炎的患者，有严重的黏膜病变（洛杉矶分级C和D❶）。更大强度的抑酸治疗可使这些患者的黏膜愈合更快速、更彻底。因此，如果未经治疗的患者，胃镜检查发现严重的糜烂性病变或溃疡，高剂量的PPIs是合适的（如艾司奥美拉唑40mg）。标准或加倍剂量的PPIs（标准剂量见框2-2）对于黏膜重度糜烂的治疗是有效的，该类患者应得到胃肠病学专科医师的治疗和管理。

愈合治疗疗程（通常为8周治疗）后，严重的黏膜病变的患者应该减量滴定PPIs的剂量以充分控制症状。PPIs治疗不应完全停止，因为症状和内镜下复发概率很高。食管狭窄和硬皮病累及食管的患者亦建议不要停止治疗。

Barrett食管（见第38页）可能与严重的黏膜病变有关，但部分患者有轻微症状或食管炎。除了控制症状和糜烂性病变，抑酸的作用在这些患者中不确定。

胃食管反流病引起食管外症状的患者需要更长时间的治疗（如8～12周）及更高剂量的PPIs（如每日2次）。如果这些无效的，则停止PPIs，并考虑其他情况。即使对PPIs治疗有反应，减少或停止治疗和症状复发时再回复治疗的做法也是可以的。

（4）促动力药

促动力药刺激胃肠道蠕动。胃食管反流病通常与食管动力受损和下食管括约肌功能障碍有关。促动力药与抑酸药相比相对无效。到目前为止，尚未发现促动力药对胃食管反流病有显著作用。

---

❶ Armstrong D, Bennett JR, Blum AL, Dent J, De Dombal FT, Galmiche JP, et al. The endoscopic assessment of esophagitis: a progress report on observer agreement. Gastroenterology, 1996, 111: 85-92.

（5）反流性疾病的外科和内镜治疗

▶ 抗反流手术

腹腔镜下胃底折叠术可以提供反流症状的长期控制。该手术长期的有效性和安全性，与药物治疗相比没有得到充分的评价。然而，抗反流手术后 3 年的患者与 PPIs 治疗相比，显示在控制反流症状方面有相似的疗效。

患者的选择是评价结果的关键。外科手术经常是适用于有问题的无法用药物治疗控制的"量反流"，或由于严重的裂孔疝导致的症状。对于用 PPIs 可良好控制反流症状的患者，胃底折叠术之前必须让患者知情，应权衡长期药物治疗与外科手术的危害和好处。非典型症状的患者，胃镜检查无黏膜损伤，对抑酸治疗反应不佳，胃底折叠术后往往不改善，并常出现有困扰的新症状。

虽然绝对风险相对较小，在专业的诊疗中心腹腔镜胃底折叠术死亡率为 0.2%，而在社区，这一概率很可能会较高。早期手术并发症发生于 11% 的患者。最常见的不良反应是烧心控制不足（导致再手术率为 3%～7%）、吞咽困难、排气增加、胃排空变化、术后干呕、倾倒综合征、（在严重的情况下）气体膨胀综合征（无法打嗝或呕吐）。偶尔，这些不良反应比反流症状还要糟糕。

▶ 胃食管反流的内镜治疗

一系列的内镜治疗已被应用于胃食管反流的治疗，以减少反流量。对照试验表明，这些治疗有一定的效果（对于无严重裂孔疝的患者），除临床试验外，这些治疗尚未被推荐。有些疗法已经被取消，因为疗效差及并发症严重，包括致死性的。

2.1.2.3　妊娠合并胃食管反流

胃食管反流症状在妊娠期是常见的，往往症状更严重。

有证据表明，可推荐少食多餐、低脂饮食。抗酸药和组胺 H_2 受体拮抗剂似乎是安全的，而妊娠期最好避免使用药物。基于动物实验研究，PPIs 被澳大利亚药物管理局（TGA）列为 B3 类（除雷贝拉唑，它被列为 TGA 的 B1 类）[1]。前瞻性研究没有发现致畸风险增加。

如果一位正在服用 PPIs 的女性想妊娠，可以在妊娠前更换为组胺 H_2 受体拮抗剂或改为"按需"治疗，至少在妊娠头 3 个月。如果妊娠期间必须服用 PPIs，临床经验最多的是奥美拉唑。

2.1.2.4　胃食管反流的儿童

胃食管反流是一个正常的生理过程。可能有呕吐和反流，婴儿中常见，但 12 个月后会有所改善。

有些体征可能与胃食管反流病相关，至少不除外，包括生长受限、食管炎、食管狭窄、拒喂、反复发作的肺炎、贫血、口腔糜烂、呼吸暂停和明显危及生命的事件。婴幼儿和 12 岁以下儿童的症状描述并不特异和可靠。婴幼儿烦躁，不能错误地均归因于胃食管反流。烦躁和呕吐在婴儿是非特异性症状，可能由其他原因导致（如食物过敏、感染和中枢神经系统疾病）。其他导致呕吐的内科疾病或外科疾病需要排除。

确定有过度或长期反流、食管炎或明确的与反流相关的症状，除外其他疾病，可诊断为胃食管反流病。

无并发症的胃食管反流的婴儿不需要任何药物治疗。可以尝试简单的措施（如睡眠姿势、浓稠的食物、少食多餐、提高床头），但很少有证据表明这些可减少反流事件的频率。浓缩的食物（如用大米谷物、玉米淀粉、果胶或食品增稠剂、使用抗反流婴儿食品）降低显著反流，但不减少反流事件的发生。趴着睡觉已经被证明能减少反流，但这种睡姿也使婴

---

[1]　妊娠期用药风险的 TGA 分类的解释参见附录 1。

儿猝死的风险增加，所以推荐平卧位睡姿。

食管反流的婴儿可能表现为食物过敏，最常见的是乳制品，有时是大豆。这些孩子经常烦躁，可能有腹泻，而且喂养困难。如果怀疑过敏，改变他们的配方（如乳制品改为豆或大豆蛋白水解产物）可能是有用的。连续4周试验，广泛水解（如Alfaré、Pepti-Junior Gold）或要素婴儿食品（如Neocate、EleCare）可能是合适的，但只能处方供给。如果孩子是母乳喂养，母亲要继续母乳，同时母亲的饮食应该避免乳制品（甚至蛋类）。

大龄儿童可能会受益于生活方式的改变，与成年人类似，包括停止吸烟、调整饮食（减少摄入的酒精、巧克力、咖啡因和辛辣的食物）和减肥。睡眠姿势的影响在大龄儿童没有被研究。

如果所有其他措施都失败了，反流症状仍成问题或伴有并发症，则有指征进行试验性PPIs治疗。经验性的4～8周的PPIs治疗可使许多大龄儿童症状缓解。而这也曾推荐给婴幼儿，随机对照研究显示对于临床诊断胃食管反流的婴幼儿使用PPIs，与安慰剂组相比，症状没有得到更好的缓解。对于婴幼儿和儿童而言，较之标准片，颗粒或分散片更可口，也更易给药。合适的给药方法是：

1 艾司奥美拉唑0.4～0.8mg/kg（最大剂量20mg）口服，每日1次；水溶开颗粒；

或

1 兰索拉唑1.5mg/kg（最大剂量30mg）口服，每日1次；快速分散片，可放置于舌上或整个吞咽；

或

1 泮托拉唑1mg/kg（最大剂量40mg）口服，每日1次；冲剂可洒在一汤匙苹果酱或用少量水或苹果或橘子汁吞食。

在一些儿童中，每天的剂量可能需要加倍（给予以上剂量每日2次）。

目前为止，没用充分证据来证明可使用促动力药（如甲氧氯普胺、多潘立酮、西沙必利）来治疗胃食管反流病的儿童。特别是甲氧氯普胺的不良反应意味着它应禁用于治疗婴儿反流。

确认胃食管反流病的患儿，没有合适的药物治疗或有危及生命疾病的并发症，可考虑行抗反流手术。慎重选择患儿和外科医生是重要的，因为胃底折叠术有一些严重的不良反应（见第35页）。

在下列情况下应寻求专家意见：

- 疑似呼吸暂停或吸入；
- 生长受限；
- 吞咽困难；
- 呕血。

2.1.2.5　减肥手术和明显的胃食管反流

腹腔镜下可调节胃束带减肥术后，部分患者出现类似胃食管反流症状。手术后的症状往往与不适当的饮食、束带过紧或束带以上的胃囊扩大或下垂有关。抑酸治疗很少对缓解症状有效。患者应被推荐给在该手术后的术后管理中有经验的专家。

2.2　Barrett食管

Barrett食管下段的鳞状上皮化生为肠型柱状上皮。这种化生被认为是由易感人群的胃食管反流引起的。Barrett食管可能与严重的反流性食管炎或食管狭窄有关，但也见于症状轻微或无症状的人群。Barrett食管是一种癌前病变，使食管下段食管癌的发病率增加40～125倍，虽然绝对风险相对较小

（据估计在监测项目中年发生率约为0.5%，终生食管癌发病率为5%）。

内镜发现Barrett食管后（通过活检确认），应与患者讨论是否进行规律监测，活检发现异型增生或早癌者应进行专科随访。年龄在50岁以上的白人男性是该类人群中食管腺癌发生风险最高的。监测项目在该群体中可取得最好效果，但是表明这类监测项目可提供临床获益的证据有限。通过监测发现的肿瘤，较之有临床症状后发现的肿瘤，有着较好的分期和更好的预后。然而，在降低死亡率方面，筛查项目并没有显示出优势，Barrett食管患者的寿命与胃食管反流病患者相当。

PPIs的使用可能与"岛状"黏膜的出现有关，并与Barrett食管的程度及转归有关。然而，只有少量证据表明，PPIs的使用可以降低恶性肿瘤的发病率。Barrett食管患者的食管炎和反流相关的症状的处理与常规胃食管反流病一样（见"内镜检查结果已知的患者的治疗策略"，第33页）。PPIs和环氧化酶-2（COX-2）-选择性非甾体抗炎药或阿司匹林进行Barrett食管药物预防的临床试验研究正在进行中。胃底折叠术不减少Barrett食管恶变的风险。在选定的早期癌或重度不典型增生改变的患者中，内镜下黏膜切除和（或）消融，其后以高剂量的抑酸药，可能可以避免食管切除。

2.3 食管动力障碍性疾病

2.3.1 贲门失弛缓症

贲门失弛缓症的主要特征是食管括约肌弛缓不全及食管体蠕动减低。它是特征的神经支配食管病变，目前还不清楚原因。治疗集中在减少食管下括约肌梗阻，通常采用腹腔镜下肌切开术或球囊扩张术。

在轻度症状或不适合球囊扩张术的患者中，手术、药物放松食管下括约肌均可以尝试，但不是特别有效（使用的药物同弥漫性食管痉挛，见下文）。

A型肉毒毒素为食管括约肌下注射，已被证明可以改善症状，但可能需要间隔3～12个月重复使用。

2.3.2 弥漫性食管痉挛和非心源性胸疼痛

弥漫性食管痉挛是胸痛的原因之一，也可能是吞咽困难的原因之一。它通常由胃食管反流病引起或加剧，所以胃食管反流病的最佳治疗可能产生实质性的改善（见第32页）。饮温开水在发作开始时可能是有效的。如果无效，舌下含服硝酸盐可以缩短发作时间。使用：

硝酸甘油喷雾400μg或舌下含服硝酸甘油片600μg，按需要使用。

如果痉挛发作频繁或食管失去功能，考虑尝试使用下列某种药物。使用：

Ⅰ 地尔硫䓬缓释剂180mg，口服，每日1次，根据反应和不良反应，可增加至240～360mg口服，每日1次；
或

Ⅰ 硝酸异山梨酯10～20mg，口服，每日3～4次；
或

Ⅰ 硝苯地平控释片20～30mg，口服，每日1次，根据反应和不良反应可增加至60mg口服，每日1次。

如果患者已经在服用抗高血压药，可以考虑调整为上述药物之一。但是，改善食管痉挛症状所需的剂量可能会导致血压过低，尤其是在血压正常的患者初始用药时。

患者应放心，一旦除外严重的心脏疾病，长期的疗程是良性的。

难治性弥漫性食管痉挛的治疗是下食管括约肌注射A型

治疗指南·胃肠病分册

肉毒毒素或下食管括约肌切开，但很少有证据支持这些疗法。其他疗法包括"内脏镇痛"、使用三环类抗抑郁药或选择性 5-羟色胺再摄取抑制药、认知行为疗法和慢性疼痛管理。

2.4　食管食物嵌塞

食管嵌塞食物（特别是肉丸）很不舒服，偶尔很严重。虽然可能存在一个潜在的因素（如胃食管反流病、良性食管狭窄、Schatzki 环、嗜酸粒细胞性食管炎、弥漫性食管痉挛、食管癌），但是嵌塞也可以发生在正常食管。在这种情况出现的时候，患者大多都会尝试饮水以冲洗嵌顿物。碳酸饮料（注意避免吸入）作为初始治疗可能是有帮助的，可能是通过提高食管内压力而促进食管蠕动。如果 25 ～ 50ml 的碳酸饮料无效，平滑肌松弛剂可能会有帮助。使用：

硝酸甘油单次舌下喷 400 ～ 800μg，或硝酸甘油片 600 ～ 1200μg 单次舌下含服；

和（或）

胰高血糖素 1mg 单次皮下或静脉注射。

如果这不起效，则可能需要急诊上消化道内镜检查。之后长期的医疗管理过程中，需要找出潜在病因并进行治疗。

2.5　嗜酸粒细胞性食管炎

嗜酸粒细胞性食管炎是近期发现的，被认为与饮食或空气过敏原有关。此病最常见于儿童（可能与胃食管反流病的症状类似）和年轻男性（表现为常出现吞咽困难或偶尔食物嵌塞）。内镜检查是诊断所必需的，并可能显示食管呈脊状。活检的特征是食管壁全层嗜酸粒细胞增加。标准剂量的 PPIs（当主要症状是烧心时）和（或）局部糖皮质激素（主要症状是吞咽困难）可能是有效的。指导患者尽可能地吸入药物，然后咽下，而不是事后吐出。使用：

氟替卡松250～500μg口服，每日1次或每日2次，连用8周。

在难治性病例，可能需要口服泼尼松（龙）。如果外用或口服糖皮质激素无效，则可能需要内镜下扩张治疗，但容易出现食管黏膜撕裂。避免饮食刺激（指通过过敏原测试发现过敏的食物）可能是有效的，但很少有成年人耐受这种饮食控制。

2.6 食管感染

2.6.1 食管念珠菌病

免疫抑制的患者有食管症状，应怀疑有食管念珠菌病。在接受上消化道内镜检查和内镜活检之前，有食管症状的口咽念珠菌病患者可行诊断性抗真菌治疗。

无免疫抑制的轻度食管念珠菌病患者：

制霉菌素混悬液100000U/ml，1ml口服，每6h1次，连用10～14天。

有免疫抑制的重度食道念珠菌病患者：

氟康唑200～400mg（儿童：3～6mg/kg，最大剂量400mg）口服，每日1次，连用14～21天。

如果患者不能耐受口服治疗，使用氟康唑静脉注射。

对于氟康唑难治性疾病，使用：

1 伊曲康唑200mg（儿童：5mg/kg，最大剂量200mg）口服，每日1次，连用14天；

或（成人）

2 泊沙康唑400mg口服，每12h1次，连用14天；

或

2 伏立康唑200mg 口服或静脉，每12h 1次，连用14天。

确诊或疑似疾病患者一旦出现吡咯类抗念珠菌药物耐药，替代品包括两性霉素B、卡泊芬净和阿尼芬净。

对于成人复发性感染，抑制性治疗可使用氟康唑100～200mg，每周3次。对于艾滋病患者，抗反转录病毒治疗可减少复发性感染。

2.6.2 病毒性食管炎

病毒性食管炎典型表现为吞咽困难和吞咽痛（即吞咽时疼痛），虽然可以发生在免疫功能正常的个体，但是患者往往有严重的免疫抑制。最常见的原因是单纯疱疹病毒（HSV）和巨细胞病毒（CMV）。诊断需要胃镜检查加组织病理学检查（包括免疫组化）和聚合酶链反应（PCR）。

治疗HSV食管炎，使用：

阿昔洛韦5mg/kg静注，每8h 1次，直到可以口服治疗；然后

泛昔洛韦500mg口服，每12h 1次，直至10天的疗程；或

伐昔洛韦500mg口服，每12h 1次，直至10天的疗程。

治疗CMV食管炎，见第115页。

2.7 药物性食管损伤

一些药物会引起食管溃疡。这些药物包括口服双膦酸盐、多西环素、缓释氯化钾、非甾体抗炎药（包括阿司匹林）和硫酸亚铁。

容易引起药物性食管损伤的因素有口服药物不饮水或服药后躺下、存在一个狭窄性病变如Schatzki环或食管动力障

碍。可以出现严重的症状，往往有疼痛和吞咽痛。内镜可显示胃食管交界处局灶性溃疡，有时可见残留的药物。治疗包括停药、镇痛和局部治疗（如抗酸药、硫糖铝胶浆或2%利多卡因胶浆和碳酸钙磷的混合物）。药物持续治疗的必要性需要回顾。

第3章
胃功能紊乱

幽门螺杆菌（Hp）感染和NSAIDs，包括阿司匹林，是胃十二指肠疾病重要的危险因素，包括消化道溃疡及上消化道出血。

3.1 Hp感染

如今有大约30%的澳大利亚人感染Hp，但Hp在人群中分布不均。老年人、移民或者低收入人群以及某些机构中感染率较高。感染的可能性与童年时的居住环境密切相关（也就是获得感染的时间）。感染多发生于有家族成员感染的以及有十二指肠溃疡和胃癌家族史的家庭中。

3.1.1 Hp感染性胃炎以及症状

大部分感染幽门螺杆菌的患者没有症状，但感染导致的消化性溃疡将带来25%～20%的寿命风险，并且引起胃癌的可能性高达2%。虽然Hp感染性胃炎的出现与症状没有明确的相关性，但是感染的人群均会发展为活动性慢性胃炎。因此胃炎是一种病理性诊断而非症状上的诊断。

只有很少一部分患者有Hp感染性胃炎，而且很少患者的症状（非溃疡性消化不良）将会在根除Hp后持续缓解。因为非溃疡性消化不良是一种异质性条件，极可能存在于Hp感染的患者中，在非感染的人群中也很常见。但是，Hp根除治疗的患者症状改善较经验性抑酸治疗的改善率高，同时对于远期溃疡疾病以及癌症的发病率也将获得明显的改善。因此，通常提供给这些患者Hp根除治疗。对Hp阴性的非溃疡性（功能性）消化不良的讨论详见第63页。

3.1.2　Hp感染和胃癌

在澳大利亚，胃癌的发病率在下降，与Hp感染的发病率长期下降有关联。高危人群指那些高危感染的人群，特别是从高流行区来的移民以及有家族史的老年人。无症状的长期消化不良不是出现胃癌的预警，因为这对于胃癌的出现没有很大意义。预警症状（包括贫血、出血、体重减轻、吞咽困难以及高龄）通常是提示进一步胃镜检查的因素（见框2-1）。

Hp的根除治疗对于近亲有胃癌的Hp感染患者非常有必要，或以前接受过胃早癌治疗的患者非常有必要。当然，任何感染的患者经过Hp根除治疗都将受益。如果Hp感染引起了黏膜的可逆改变（胃黏膜肥大以及肠化生），将会增加胃癌的风险。在这些改变出现前根除Hp将会减少日后胃癌的发生。Hp根除前肠化生已广泛存在，胃癌的风险仍然存在，检测随访对某些个案有用，但是对全部死亡率的下降没有明显益处。

胃黏膜相关性淋巴瘤较少见，但是大多由于Hp感染诱发引起。在淋巴瘤还处于低级别时根除Hp通常对治疗和转归有效。

3.1.3　Hp以及消化道溃疡

3.1.3.1　临床特点

大部分十二指肠溃疡以及2/3的胃溃疡是由于Hp感染引起的。虽然Hp流行的控制以及溃疡患者的治疗，使得Hp引起的溃疡比例已下降。但是Hp一直以来都是溃疡性疾病的最常见因素。NSAIDs的使用是引起溃疡性疾病的另一类原因。消化道溃疡疾病中有很小一部分人既没有Hp的感染也没有服用NSAIDs的情况。少见原因包括Zollinger-Ellison综合征、克罗恩病以及病毒感染。

上腹疼痛或者不适（通常用抑酸药可以缓解）是消化性溃疡疾病的常见表现。通常还伴随恶心、呕吐以及烧心，上胃肠道紊乱的症状会有很大程度重叠，特别是非溃疡性消化不良以及胃食管反流。复合性溃疡以及反流将会发生。反复发作以及夜间痛（不同于夜间反流）更倾向于诊断溃疡性疾病。症状的缓解和加重因素与食物有关，或者是症状于饭后一定时间出现，都不能说明溃疡在胃内还是在十二指肠内。如果一个家庭有溃疡病史或者患者服用阿司匹林等NSAIDs，或者患者曾经患过溃疡，则更支持诊断。溃疡可能是没有症状的，在少部分患者中以并发症为首次发病表现，常见的如出血。

胃镜很容易诊断胃溃疡，活检（活组织检查以及快速尿素酶检查比较常见）有助于Hp的诊断并能除外恶性肿瘤。如果过去4周服用过抗生素或者过去2周用过PPIs将会降低这一检查的敏感性（组胺H_2受体拮抗剂没有影响）。如果组织检查提示感染（活动性慢性胃炎），但微生物水平上没有发现，可进行^{13}C呼气实验（或者血清学实验，如果必须应用PPIs的话）以进一步证明Hp存在与否。成功根除治疗Hp能促进溃疡愈合和预防复发。

3.1.3.2　处理原则

（1）有异型增生的患者

处理那些表现出上消化道症状的患者通常在非侵入性检查以及Hp治疗之间选择（"检查和治疗"策略），由内科医生发起，经验性抑酸治疗或者是进一步内镜检查这两个选择不是相互排斥的，往往是连续的。

如果出现了预警症状，进一步的内镜检查是必要的（见框2-1）老年人中相对新出现的症状也应该提示完善内镜检查。其他有高危因素的患者，包括一级亲属中有胃癌的以及在胃食管癌高发地区生活的人，可以降低完善胃镜的标准。

完整的用药史很重要，要有对NSAIDs使用的具体询问。

在中青年患者中（通常小于50岁）有消化不良但是没有预警症状的，"检查和治疗"策略（应用对Hp的非侵入性检查方法）被认为是最经济有效的方法。在症状缓解方面，基本能达到甚至超过内镜下或者经验性治疗效果。^{13}C或^{14}C呼气试验是最常用的诊断方法。^{13}C没有放射性，比较适用于妇女及儿童，粪便抗原试验的特异性及敏感性均稍低于呼气试验，但是比血清学检查高。在呼气试验或者粪便抗原试验前至少停用抗生素1个月，PPIs至少停用1周，最好2周，以减少假阴性结果。

被Hp感染的患者应进行根除治疗（见第50页）。没有被Hp感染的患者，或者被感染但是通过根除治疗症状没有被缓解的患者，进行经验性抑酸治疗或内镜检查。很少部分的溃疡患者出现消化不良的症状，但是通过根除Hp将会很快以及持久获益，并且治疗对减少Hp感染的长期危险是有益处的。

（2）有溃疡病病史的患者

如果不治疗，溃疡是一种慢性反复发作的以周期性疼痛以及包括出血、穿孔等多种并发症风险为特征的疾病。因此，任何有确定溃疡病病史且没有接受根除治疗的患者，仍有慢性消化道溃疡疾病并有溃疡复发的风险，在这些患者中积极寻找确认以及治疗Hp感染对预防以上风险的发生很有价值。这个"发现和治疗"策略（无论有无溃疡疾病的症状）可以有效降低高危人群中的患病率及死亡率，特别是老年人以及服用NSAIDs（包括阿司匹林）的患者。

3.1.3.3 溃疡疾病的治疗

对非复合性Hp相关性溃疡的初步治疗很明确（见第50页），根除Hp很必要。这可以加速溃疡愈合以及显著减少复发的风险（如果没有其他危险因素，复发风险可能几乎降至0）。

在非复合性十二指肠溃疡疾病中，通常均需要根除治疗，对于所有复合溃疡、大的胃溃疡、有高危因素的溃疡患者或者是NSAIDs相关溃疡患者，应该用PPIs进行持续8周的抑酸治疗，这会最大限度提高溃疡愈合的可能性，特别是那些在根除治疗后很可能会再被感染的患者。在愈合溃疡方面，PPIs的作用优于组胺H_2受体拮抗剂。一些患者（特别是那些Hp感染的患者以及应用NSAIDs的患者）需要长期应用PPIs进行二级预防（见第54页）。

3.1.3.4 Hp根除治疗的适应证

除了溃疡病外，还有一些情况可以通过根除Hp以减轻症状或者降低现有的或者长期的溃疡或者癌症的风险。2009年共识指南 ❶ 中提到的Hp根除治疗的适应证总结在表3-1中。

表3-1 Hp根除治疗的适应证①

适应证	治疗后获益
既往或现症消化性溃疡病	愈合溃疡以及减少复发
消化不良	缓解症状以及减轻长期消化道溃疡及癌症危险因素
选择使用NSAIDs（包括阿司匹林）②	减轻消化道溃疡病以及消化道出血
萎缩性胃炎和肠化生	减轻胃癌长期危险因素
需长期抑酸的患者	缓解肠化生进展
近亲有罹患胃癌的患者	缓解胃癌远期风险
低级别的胃MALT淋巴瘤	减轻淋巴瘤的侵袭性
患者的希望，在与他们的主治医生讨论可能的影响以及益处之后	满足患者减轻感染的危险因素

❶ Fock KM, Katelaris P, Sugano K, Ang TL, Hunt R, Talley NJ, et al. Second Asia-Pacific consensus guidelines for Helicobacter pylori infection. J Gastroenterol Hepatol, 2009, 24(10):1587-1600.

适应证	治疗后获益
胃癌高危患者群体的预防策略	在澳大利亚普通人群无相关性，但是对高危患者人群进行有益

① 改编自 Fock KM, Katelaris P, Sugano K, Ang TL, Hunt R, Talley NJ, et al. Second Asia-Pacific consensus guidelines for Helicobacter pylori infection. J Gastroenterol Hepatol, 2009, 24(10): 1587-1600。

② 见 NSAID 相关性溃疡，第56页。

注：MALT=黏膜相关淋巴样组织。

3.1.4　根除Hp以及溃疡愈合

3.1.4.1　一线治疗

一线根除Hp治疗为三联疗法，包括PPIs、阿莫西林、克拉霉素。联合治疗 ❶ 包括：

1　艾司奥美拉唑20mg口服，每日2次，持续7天；

或

1　奥美拉唑20mg口服，每日2次，持续7天；

加

阿莫西林1g口服，每日2次，持续7天；

加

克拉霉素500mg口服，每日2次，持续7天。

临床中这些一线治疗方法成功率通常能达到85% ～ 90%，但是根除率却比这一数值低。常见不良反应包括味觉障碍、恶心以及腹泻。最常见的治疗失败原因是缺乏依从性。目前预治疗有记录的出现克拉霉素抵抗的有5% ～ 7%。以前由于其他适应证单独应用过克拉霉素是增加继发性耐药以及治疗失败的可能性。这种方式下增加克拉霉素的剂量可能影响根

---

❶　这个联合用药也可以作为一个处方。

治疗指南：胃肠病分册

除率。阿莫西林耐药很少见，在澳大利亚Hp感染中甲硝唑耐药很常见，所以包括PPIs（或铋剂）、阿莫西林以及甲硝唑的三联治疗通常被推荐为一线用药。

对于那些还同时服用抗凝血药（如华法林）的患者要特别注意，因为药物间有潜在的相互作用，特别是应用克拉霉素时。

3.1.4.2 在青霉素过敏患者中的根除治疗

对于那些对青霉素过敏的患者，甲硝唑可以用来替代阿莫西林，即使前期治疗奥美拉唑抵抗会减弱这一治疗的效率，根据以下方案，根除率可达到80%左右。

1 艾司奥美拉唑20mg口服，每日2次，持续7天；

或

1 奥美拉唑20mg口服，每日2次，持续7天；

加

甲硝唑400mg口服，每日2次，持续7天；

加

克拉霉素500mg口服，每日2次；持续7天。

对于那些还同时服用抗凝血药（如华法林）的患者要特别注意，因为药物间有潜在的相互作用，特别是应用克拉霉素时。

在上述根除治疗失败后一种选择是用二线的四联疗法。详见下文"根除治疗失败"中所述。

另一个选择是正式评估那些自述（但未经证实的）曾经对青霉素过敏的患者是否真的对其过敏（详见《治疗指南：抗生素分册》）。

3.1.4.3 根除治疗失败

克拉霉素二次耐药在一线治疗失败中很常见，重复使用包含克拉霉素的治疗方案成功率很低（约10%），应当避免。不是所有人都能应用合适的二线治疗，只有一般医生在特殊情况下或者专科医生才能应用，在使用前应再次确认适应证（详见表3-1）。

二线治疗或"抢救"治疗是有循证医学证据的。多选用以左氧氟沙星或者利福平为基础的三联或者偶尔是四联治疗，治疗方案的选择由培养以及敏感性试验作为指导。

包含左氧氟沙星的三联治疗在澳大利亚以及国际上已经被证明可以获得较高的根除率（85%以上）。

质子泵抑制剂（PPIs）应用标准剂量（详见框2-2）口服，每日2次，10天；

加

阿莫西林1g口服，每日2次，10天；

加

左氧氟沙星500mg口服，每日2次，10天。❶

这种疗法一般耐受性较好，不良反应发生率低。

另一种选择是应用包含利福平的三联治疗❷。

质子泵抑制剂（PPIs）应用标准剂量（详见框2-2）口服，每日2次，10天；

加

阿莫西林1g口服，每日2次，10天；

加

利福平150mg口服，每日2次，10天。

有报道根除率为65%～80%。这种联合治疗只能由对利福平熟悉的医师开立，因为利福平有一个小的不良反应风险，

---

❶ 左氧氟沙星在澳大利亚没有注册，获得这个药需要通过Special Access Scheme［电话：(02) 6232 8111，网址：www.tga.gov.au/hp/sas.htm］的许可，得到进口许可后，可以通过海外供应商获得。另一种类似的药，莫西沙星，也被使用，但是这个根治Hp指征中没有注册，相关疗效的数据很少。

❷ 在澳大利亚根治Hp指征中没有注册利福平。

特别是中性粒细胞减少。

推荐的四联疗法是：

质子泵抑制剂（PPIs）应用标准剂量（详见框2-2）口服，每日2次，7天或14天；

加

枸橼酸铋钾120mg口服，每日4次，7天或14天[1]；

加

四环素500mg口服，每日4次，7天或14天[2]；

加

甲硝唑400mg口服，每日4次，7天或14天。

没有明确证据证明药效与延长用药时间相关。目前报道这个治疗方案的成功率在80%～85%。前期治疗中出现甲硝唑耐药的对这一结果没有影响。不良反应常见，包括恶心、稀便或大便颜色变浅以及味觉障碍。这个方案很复杂，需要详细解释清楚以达到最大程度的依从性。

幽门螺杆菌对抗生素敏感性的检测在临床决策中几乎没有作用，但对于监测目的而言仍然很重要。如果一线治疗失败了，会进行培养以明确少数患者存在的甲硝唑敏感菌。这种情况下，用下列方案的根除率有80%。

质子泵抑制剂（PPIs）应用标准剂量（详见框2-2）口服，每日2次，7天或14天；

加

阿莫西林500mg口服，每日3次，7天或14天；

加

甲硝唑400mg口服，每日3次，7天或14天。

[1] 枸橼酸铋钾已经不在澳大利亚销售，但是可通过Special Access Scheme获得。电话：(02) 6232 8111，网址：www.tga.gov.au/hp/sas.htm。

[2] 四环素已经不在澳大利亚销售，但是可通过Special Access Scheme获得。电话：(02) 6232 8111，网址：www.tga.gov.au/hp/sas.htm。

没有明确证据证明药效与延长用药时间相关。

目前，没有证据证明这些"抢救"治疗以外的二线治疗更有效（包括序贯疗法）。

对于那些还同时服用抗凝血药（如华法林）的患者要特别注意，因为药物间有潜在的相互作用。

3.1.4.4 根除治疗后检测Hp

对于那些复杂溃疡病以及考虑何时停止维持治疗时，评估根除治疗效果是必需的。在其他情况下，评估治疗效果也被推荐，因为它指导了后续管理，阴性结果提供了保障并有法医学意义。有证据表明，实际上根除Hp的成功率比临床对照研究的结论中低，这也就增加了结果评估的重要性。

后续治疗测试最好用^{13}C、^{14}C呼气试验进行评估。在测试前停用抗生素或者铋剂至少1个月，停用PPIs至少1周（最好2周）。以减少假阴性率。应用组胺H_2受体拮抗剂也或多或少对Hp测试的敏感性有影响。血清学结果不受治疗的影响，因为抗体水平需要较长时间才会下降。

后续的胃镜检查（活检）通常不需要，除了胃溃疡（除外恶性肿瘤以及明确愈合）以及一些复杂的十二指肠溃疡（如临床上有出血风险）。

3.1.5 维持治疗以防止溃疡复发

成功的根除治疗后通常需要持续性抑酸治疗。然而，如果Hp根除不成功或者不可行的，如果需要使用NSAIDs，那么应用标准剂量的PPIs（详见框2-2）将会显著降低溃疡的出现，组胺H_2受体拮抗剂也可能使用，但是效果较低。

长期应用PPIs的讨论详见第3页。

3.1.6 儿童Hp感染

Hp感染在儿童中明显较成人中少见，而且感染不是上腹痛的原因。总患病率在5%以下，但是包括移民以及高发地区移民来的后代是高发组群。应当避免经验性用药，对消化不良的"检查和治疗"策略（如成年人所述）是不恰当的。儿童仅在很少情况下需要进行Hp检测，仅仅在他们的症状强烈提示由器质性病变引起，这时还需要胃镜检查明确。

根除胃镜确认的Hp，应用PPIs以及抗生素。比起成年人，对于儿童和婴儿给予冲剂以及分散片会更可口以及方便，而非标准药片。推荐剂量是：

1 艾司奥美拉唑0.4～0.8mg/kg（最大剂量20mg）口服，每日2次；颗粒冲于水中；

或

1 兰索拉唑1.5mg/kg（最大剂量30mg）口服，每日2次；快速分散片剂放于舌下或者吞服；

或

1 泮托拉唑1mg/kg（最大剂量40mg）口服，每日2次；冲剂可以混于一勺苹果酱中或者混于小剂量苹果或者橙汁中服用；

加

阿莫西林25mg/kg（最大剂量1g）口服，每日2次，共服用7天；

加

克拉霉素7.5mg/kg（最大剂量500mg）口服，每日2次，共服用7天。

预试验中儿童对于克拉霉素的耐药性和本地成年人相同（5%～7%）。

对于那些对青霉素过敏的儿童，用上述三联治疗中的阿莫西林用甲硝唑替代。

甲硝唑7.5～10mg/kg（最大剂量400mg）口服，每日2次，共服用7天。

其他包括四环素的治疗方案不允许在儿童中使用。

3.2 NSAIDs相关性溃疡

3.2.1 NSAIDs相关性溃疡的风险

NSAIDs是一种常用的药物，使用相关的不良反应非常常见。虽然整体来说，严重的如出血、穿孔等胃肠道不良反应非常低，但是仍有一部分患者有较高的危险。NSAIDs的使用剂量对发病率和死亡率均有较大影响，并会带来较大的卫生保健费用。

将近一半的NSAIDs使用者中均出现上腹痛或者上腹不适，但是根据症状不能完全区分出是NSAIDs相关性消化不良还是消化道溃疡引起的疼痛。差不多15%～30%使用NSAIDs的患者中出现内镜下可见的溃疡。但是他们中的大部分是以贫血、出血或者穿孔的出现为首发症状。

NSAIDs严重不良反应的风险在不同类型的NSAIDs中有差别，并且有剂量相关性。半衰期长的导致严重胃肠道并发症的概率更高，当然不良反应的发生也与患者易感性有关（详见框3-1）。既有Hp感染又服用NSAIDs出现溃疡的可能性高达60倍，出血的可能性为6倍。NSAIDs引起的并发症以及死亡在老年患者中多见。

COX-2选择性NSAIDs（如塞来昔布）可以减少但不能消除溃疡病以及并发症的发病率。同时使用阿司匹林会减少这一效果。最小风险的患者获得最大受益，已经处在风险之中很难降低风险，而且，相对于非选择性NSAIDs，COX-2选择性NSAIDs不会引起更少的消化不良症状。增加心血管不良反应的危险限制了在心血管患者中应用COX-2选择性NSAIDs。非选择性NSAIDs的心血管及脑血管危险因素也被评估，目前来看萘普生有最小的心血管危险。

框 3-1　NSAIDs 相关性上消化道出血、穿孔的危险因素

• 高龄。

• 既往有上消化道出血病史。

• 消化道溃疡病史。

• Hp 感染。

• 同时服用（按危险程度排序）抗凝血药、抗血小板聚集药物、SSRIs 类抗抑郁药和糖皮质激素。

• 明确的共病。

• 吸烟。

SSRIs= 选择性 5- 羟色胺再摄取抑制药。

非处方的 NSAIDs 也会引起消化不良，但是引起溃疡以及出血的危险比处方开立的 NSAIDs 要小，因为它们的剂量较小、半衰期较短、应用时间较短。

NSAIDs 剂量的相关内容详见《治疗指南：风湿病学分册》。

3.2.2　预防 NSAIDs 相关性溃疡

降低溃疡风险最常见的原则就是限制 NSAIDs 的使用，可以的话应用对乙酰氨基酚或者物理方法，如果必须使用，尽可能应用短效、低剂量 NSAIDs。长效 NSAIDs（如吡罗昔康、酮洛芬）相较于短效 NSAIDs（如布洛芬、双氯芬酸）会增加溃疡的风险。

> 在应用 NSAIDs 治疗前优先考虑非 NSAIDs。

既往有溃疡病史的患者在应用 NSAIDs 前应检测 Hp 感染，有的话要治疗，因为这样可以减低溃疡以及出血的风险。已经有明确的证据证明在使用 NSAIDs 的患者中治疗 Hp 感染可以降低溃疡以及出血的风险，即使在既往没有溃疡病史的患者中。

在应用非选择性 NSAIDs 的没有感染 Hp 的患者中每日使用 PPIs，发生溃疡（镜下所见）的风险将会降低 60%。无论使用 COX-2 选择性或非选择性 NSAIDs，每日口服 PPIs 进行

初级预防均可降低溃疡发生。在高危患者中也被推荐（见第56页）。使用❶：

1 艾司奥美拉唑20mg口服，每日1次；

或

1 奥美拉唑20mg口服，每日1次；

或

1 泮托拉唑40mg口服，每日1次。

米索前列醇也可以用于预防，但是很少用，因为每日使用超过一次，而且有较多胃肠道不良反应（腹泻、腹痛、大便不成形）。

降低NSAIDs相关性溃疡风险的原则总结于图3-1中。

	低风险NSAIDs胃肠道不良反应	较高风险NSAIDs胃肠道不良反应①
低心血管危险因素（不使用阿司匹林）	考虑非NSAIDs治疗或者非选择性NSAIDs	考虑非NSAIDs治疗或者非选择性NSAIDs+PPIs或COX-2选择性NSAIDs+/–PPIs
	Hp的检测及治疗	
高心血管危险因素（使用阿司匹林）	考虑非NSAIDs治疗或者非选择性NSAIDs+/–PPIs②	避免NSAIDs或者选用非选择性NSAIDs+PPIs②

图3-1　降低NSAIDs相关性溃疡风险

① 高龄、既往有上消化道出血病史、消化道溃疡病史、Hp感染、同时服用（按危险程度排序）抗凝血药、抗血小板聚集药物、SSRIs类抗抑郁药和糖皮质激素、明确的共病、吸烟。

② 目前，萘普生有最小的心血管危险。

3.2.3　NSAIDs相关性溃疡的治疗以及二级预防

当NSAIDs相关性溃疡发生，停止使用NSAIDs，用PPIs

---

❶ 在制定本指南时，PPIs在澳大利亚被注册可以用来预防NSAIDs相关性溃疡。

治疗 8 ～ 12 周（见框 2-2）。如果必须继续应用 NSAIDs，应用 PPIs 对溃疡的愈合仍然有效。PPIs 在溃疡的愈合以及二级预防中比组胺 H_2 受体拮抗剂效果更好。

如果应用 NSAIDs 发生溃疡的患者中检测到 Hp，所有的危险因素需要被解决。溃疡出血后如果必须应用 NSAIDs，那么 Hp 的根除治疗是必需的。但是 PPIs 仍需继续使用以免再次出血的风险。

对于非 Hp 感染患者溃疡出血后的二级预防中，对于仍需要继续使用 NSAIDs 的，应选用 COX-2 选择性 NSAIDs 或者非选择性 NSAIDs 联合 PPIs 使用。然而，以上这些方法并不能完全避免溃疡的复发。这种情况下，可以的话最好还是避免 NSAIDs 的使用。

3.2.4 小剂量阿司匹林以及消化道溃疡

应用小剂量阿司匹林增加消化道溃疡的风险，大约 1/10 的长期应用患者在胃镜下可以看到溃疡，虽然他们中大部分没有症状。阿司匹林增加出血性溃疡及糜烂的风险（OR 1.6）。既往有溃疡病史的，现在有 Hp 感染或者正在使用 NSAIDs，将会明显增加这一风险。这一作用呈剂量依赖性，服用阿司匹林肠溶片也不能降低风险。加用 PPIs 的 6 个月的初级预防可以减少 6.3% 的溃疡风险（从 7.4% 到 1.1%）[1]，出血的风险也会小幅度下降。在应用阿司匹林前，既往有溃疡病的患者，应检测 Hp，如果有 Hp 感染应进行治疗。如果患者在应用阿司匹林的时候出现出血性溃疡并且需要继续进行心血管预防，应用 PPIs（感染 Hp，根除）可以减少再出血的风险。在这些患者

---

[1] Scheiman JM, van Rensburg CJ, Uebel P, Douda L, Niezgoda K, Naucler E, et al. Prevention of low-dose acetylsalicylic acid-associated gastric/duodenal ulcers with esomeprazole 20mg and 40mg once daily in patients at increased risk of ulcer development: a randomized controlled trial (OBERON) [abstract]. Gastroenterology, 2009, 136(5): A-70.

中检测并治疗幽门螺杆菌是有大量证据支持并被国际指南广泛推荐的。数据表明持续应用阿司匹林联合 PPIs 预防再出血的效果比将阿司匹林更换为氯吡格雷的效果好。

3.3 出血性消化道溃疡

内镜治疗对正在出现的以及复发的消化道出血有效，止血方法包括电凝、热探针、钛夹以及注射肾上腺素。内镜治疗无效的也需要手术治疗。内镜治疗后，静滴 PPIs 3 天（后改口服治疗）已被证明可以减少高危患者再出血的风险，这些高危患者包括内镜下可以看见新近出血（血管显露或者溃疡基底有血痂）或者有活动性出血（即使内镜治疗后）。静脉应用 PPIs：

⒈ 艾司奥美拉唑 80mg 静推 15 ~ 30min，之后以 8mg/h 静脉滴入，持续 3 天；

或

⒈ 奥美拉唑 80mg 静推 15 ~ 30min，之后以 8mg/h 静脉滴入，持续 3 天；

或

⒈ 泮托拉唑 80mg 静推 15 ~ 30min，之后以 8mg/h 静脉滴入，持续 3 天。

一旦患者开始进食流食，改为口服 PPIs 每日 2 次，可降低药物消耗，但是疗效比较尚不明确。

3.4 应激性溃疡的预防

住在 ICU 的较严重的患者出现弥漫性胃糜烂或者溃疡引起的出血，仍然会引起有生命危险的并发症。对脓毒血症、循环衰竭以及低氧血症治疗的改善将会降低这一风险。对于这些患者，通常提倡进行预防措施。主要因为经济原因，最好是口服或者鼻饲。如果口服由于吸收较差不可行时，需要静脉通路。没有明确的证据指导药物的选择（PPIs或组胺H_2受体拮抗剂），指导服药的途径选择（口服、鼻饲或者静脉）或者指导治疗时间。不同地区不一样。

会从预防中受益的患者包括：

· 烧伤面积超过体重30%的患者。

· 重症患者有明显的临床上的凝血问题。

· 需要机械通气超过48h的重症患者。

既往有消化道溃疡且不确定病因去除（Hp感染或者NSAIDs）的患者也要考虑预防措施。

当患者不再是重症患者以及开始恢复时考虑停用预防措施。

3.5 自身免疫性胃炎

自身免疫性胃炎是与壁细胞及内因子抗体相关的炎症状态，可独立发生，也可与其他自身免疫紊乱同时发生。随着时间的推移，慢性炎症可引起胃（胃体和胃底）黏膜萎缩。胃黏膜萎缩将引起胃酸的减少（将会影响铁的吸收）以及内因子的减少（将会影响维生素B_{12}的吸收）。这种情况多数没有临床表现，通常是在血常规检查除外其他贫血因素后怀疑此病。症状如果有的话也是微量营养元素吸收不良的一些表现。如果这种情况没有被发现并进行治疗，铁缺乏和（或）维生素B_{12}缺乏引起的巨幼细胞贫血（恶性贫血）将会发生。目前很少见到出现神经系统并发症的晚期症状。后期会出现包括轻度增加胃癌危险因素的少见并发症。

胃自身抗体提示但没有证实对抗壁细胞抗体的诊断特异性较抗内因子抗体低。希林试验（维生素B_{12}吸收试验）目前已不再使用。诊断通过胃镜下获得的组织学检查得到。当胃体、底黏膜表现出萎缩及炎性改变，胃窦的黏膜是正常的。并没有Hp感染。这种情况通常与Hp感染性胃炎相区分，因为Hp感染性胃炎通常引起的是全胃炎（包括胃窦及胃体）。然而，如果感染过Hp但目前不再表现出来时将不易区分。

如果铁及维生素B_{12}水平较低，治疗的目的是恢复和维持铁（详见第225页）及维生素B_{12}（详见第220页）的浓度。如果口服铁剂没有达到预期的效果，则需要静脉注射铁剂。如果维生素B_{12}的浓度较低，通常每3个月进行一次经肌内注射的替代治疗。内镜下检测胃癌发生的必要性以及其经济价值还没有被证实，但是通常推荐每3～4年进行一次内镜检查。

第4章
上消化道功能紊乱、恶心及呕吐

功能性胃肠疾病包括肠易激综合征（第79页）和功能性便秘（第86页），上消化道功能紊乱也属于功能性胃肠病的构成部分。这些功能紊乱的诊断主要依据临床特征，以及辅助检查排除其他病因引起的症状。通常，这些功能紊乱的患者有较长病史，并且症状多变与心理因素相关。上消化道功能紊乱和下消化道功能紊乱可以同时在一位患者身上存在。

4.1 功能性烧心

功能性烧心是指有烧心的症状，但上消化道内镜检查无异常，并且抑酸药治疗无效。食管下端酸暴露通常为正常范围，无证据显示烧心症状和食管酸环境之间的关联。如果没有明确的缓解症状的治疗价值，抑酸药不能长期应用于此类患者。

功能性烧心的发病机制尚不明确，可能与食管感觉障碍、食管的高敏感性有关。临床心理学家推荐认知行为疗法、催眠疗法或改变感觉的药物治疗（如三环类抗抑郁药）。例如：

阿米替林20～50mg口服，每晚一次。

4.2 功能性消化不良

功能性消化不良的患者可以有以下一个或更多的不适主诉，包括餐后饱胀感、早饱、上腹部疼痛、烧心，这些症状持续6个月并且排除器质性疾病。检查范围应根据患者临床表现，至少要包括胃镜、血液筛查和胃排空实验。

功能性消化不良的病因尚不十分明确，它可能是一种异质的状态。一些患者有上消化道运动或感觉的异常，一些症状可能与感染后功能受损和急慢性应激压力有关。

最初的医疗干预包括辅助检查排除器质性疾病，给予心理安慰，可以适当调整饮食习惯避免食物引起的不适症状，包括减少进餐量、改变主餐的进餐时间。一部分患者有幽门螺杆菌的感染，根除Hp治疗有助于缓解症状（见第50页）。

药物治疗功能性消化不良被证实比安慰剂有效，抑酸和促动力治疗值得推荐，特别是有烧心症状的患者，这些患者的症状通常存在胃食管反流病，药物治疗有效后应逐渐减量且低剂量维持。但是药物不能缓解症状时不推荐继续使用（见胃食管反流病的"维持治疗"，第33页）。

因此，如果患者的主诉是烧灼样上腹痛，可以采用：

标准剂量的质子泵抑制剂（PPIs）（见框2-2），每日1次，饭前0.5 ~ 1h 口服。

如果患者的主诉是上腹不适和腹胀，可以采用：

多潘立酮10 ~ 20mg，每日3 ~ 4次，饭前口服❶。

如果抑酸药和促动力药治疗无效应立即停药。伴有焦虑情绪的患者给予三环类抗抑郁药或抗焦虑药可能有帮助。

另外，有证据显示有些中草药对于治疗功能性消化不良一定价值，如STW-5（Iberogast，是一种草药复方制剂，由九种草药成分组成：苦屈花、当归根、水飞蓟、香芹籽、甘草根、白屈菜、甘菊花、蜜蜂花叶、薄荷叶）。其他的治疗手段还包括临床心理学家的评估，采用认知行为疗法或催眠疗法。

---

❶ 新的证据显示，多潘立酮每日剂量超过30mg以及60岁以上的患者，严重心脏不良反应的风险会增加。应以最低有效剂量开始治疗；如果需要，应谨慎增加剂量。更多信息，见2012年12月的 Medicines Safety Update（www.australianprescriber.com/magazine/35/6/198/201）。

4.3　嗳气

过度嗳气最常见的病因是吞气症，即习惯性吞气。一些病例吞气成为习惯性动作，患者将气体吞入食管又迅速排出；还有一部分患者吞入的气体在胃内积聚后排出。偶尔胃内积聚的气体可通过下端肠管导致腹胀、腹鸣和过度肠胀气。嗳气是习惯性的，但是有时有一些潜在因素引起症状的产生，如胃食管反流、功能性消化不良、慢性的精神压力存在，这些原因经治疗后症状可得到缓解。一些患者经过临床医师的语言解释理解习惯性吞气的存在后症状可以稍有改善。

4.4　呃逆

慢性特发性呃逆是一种罕见的、难以处理的症状，但是一旦存在又是很严重的问题。很多方法被用于治疗呃逆，但大部分文献只是个案报道，缺乏大规模的对照研究。可获益的药物包括多巴胺拮抗剂（如甲氧氯普胺、氟哌啶醇、氯丙嗪）和 γ-氨基丁酸受体激动剂（如巴氯酚、加巴喷丁）。湿棉花刺激软腭 1min 可能对持续性呃逆有效。迷走神经减压或电刺激对比较严重的呃逆患者可能有效。

姑息治疗机构中呃逆的处理，见《治疗指南：姑息治疗分册》。

4.5　恶心及呕吐

4.5.1　潜在病因和药理学

恶心及呕吐的治疗依赖于确定病因，如果可能的话，纠正潜在病因。可能的病因包括药物（见第 70～76 页和第 76 页）、代谢紊乱、腹部疾病或颅内病变，这些需要考虑并通过适当的辅助检查加以排查。

没有普遍有效的止吐药，因为没有药物能拮抗与呕吐有关的所有受体。这些受体包括多巴胺受体（D_2）、组胺受体（H_1）、5-羟色胺受体（5-HT_3）、乙酰胆碱受体和肽物质。因此，止吐药的选择通常要根据临床情况。

晕动症和眩晕在《治疗指南：神经病分册》中讨论。

4.5.2 妊娠期间的恶心及呕吐

恶心是妊娠早期最常见的症状，发生率为70%～80%。围生期摄入多种维生素可以降低妊娠期间恶心的发生。约50%的孕妇可以发生呕吐，其中大约1/100的孕妇发生严重呕吐，需要住院纠正水及电解质紊乱（妊娠呕吐）。持续呕吐和妊娠14周后出现的呕吐是不正常的，需要在相关中心进行检查排除潜在的病因，如肾盂肾炎、其他感染和少见的代谢性疾病。多次妊娠和葡萄胎妊娠可导致孕早期严重的呕吐，发生在孕晚期的严重呕吐可能预示着先兆子痫或急性妊娠脂肪肝。

大部分妊娠期呕吐进行非药物治疗。保证良好的预后和改变饮食（少量、多次、高碳水化合物、低脂肪饮食、避免脱水、补充多种维生素）通常都是必要的。姜（剂量相当于每天1～2g的姜粉）可能有助于缓解症状。足够的睡眠也很重要，因为疲劳可加重呕吐。其他的非药物治疗还包括穴位按压。

如果这些非药物治疗手段均无效，可尝试：

维生素B_6（吡哆醇）25～50mg口服，每日1～4次（TGA未分类）。

如果中重度恶心及呕吐持续存在，使用：

维生素B_6 25～50mg口服，每日4次（TGA未分类）；
加用以下任一药物

1 多西拉敏12.5～25mg每晚口服（TGA分类A类）；
或

1 异丙嗪10～25mg口服，每日3～4次（TGA分类C类）；

或

1 甲氧氯普胺10mg口服，每日3次（TGA分类A类）；

或

1 丙氯拉嗪5～10mg口服，每日3～4次（TGA分类C类）。

如果这些治疗均无效，可使用维生素B$_6$（吡哆醇）与上述药物其中一种联用。

如果治疗效果不满意，可试用：

昂丹司琼片剂或薄片制剂4～8mg口服，每日2～3次（TGA分类B1类）。

对于不能耐受口服药物的患者（包括昂丹司琼薄片制剂），可试用：

1 甲氧氯普胺10mg肌内注射或静脉注射，每8h一次（TGA分类A类）；

或

2 昂丹司琼4～8mg静脉注射，每8～12h一次（TGA分类B1类）；

或

2 丙氯拉嗪25mg直肠给药，每日1～2次（TGA分类C类）；

或丙氯拉嗪12.5mg肌内注射，每8h一次（TGA分类C类）；

或

2 异丙嗪12.5～25mg肌内注射，每4～6h一次（TGA分类C类）。

如果呕吐持续存在，可以转至妇产科医生考虑给予泼尼松（龙）和（或）住院水化/营养治疗。

妊娠期用药风险的 TGA 分类的解释参见附录1。具体药物造成的风险详见附表1-1。

4.5.3 胃轻瘫

胃轻瘫见于以下情况：

· 长期糖尿病患者（通常有自主神经病变的证据）。

· 经历过上消化道外科手术的患者（尤其是迷走神经切断术和胃部手术）。

· 相关的系统性疾病（包括甲状腺疾病、慢性肾衰竭、反流性食管炎、硬皮病、皮肌炎、多肌炎、强直性肌营养不良）。

· 原因不明（特发性胃轻瘫）。

胃轻瘫可引起许多不适症状，包括腹胀、上腹饱满、早饱、恶心及呕吐。糖尿病患者在饮食控制时也可能出现餐后低血糖或恶化。核医学胃排空实验可帮助诊断。胃排空的程度与症状的严重程度无明显相关性。其他潜在原因所表现的症状需要进行相关辅助检查进行排除诊断。治疗首先是调整饮食，患者应少量多次进餐、软食、咀嚼充分、避免脂肪含量过高的食物和大块的水果和生鲜蔬菜。相比较固体食物，液体在胃内的排空较快，液体膳食补充有助于维持能量需求。由于高血糖可延迟胃排空增加恶心的程度，糖尿病患者应控制好血糖，使用胰岛素泵有助于控制血糖，但是影响糖尿病控制不佳的其他因素也与胃轻瘫有关，如可能加重症状的阿片类药物应减量或停止。如果饮食摄入不足或营养状态不佳，特别是同时存在糖尿病时，应咨询营养师进行营养调整。有时糊状或液体饮食很有必要，促动力药是药物治疗的一线药物，以下药物可选择使用：

1 多潘立酮10 ~ 20mg，每日3 ~ 4次，饭前口服❶；

2 甲氧氯普胺5 ~ 10mg（老年人：5mg），每日3 ~ 4次，饭前口服。

如果上述药物无效，可使用：

西沙必利10mg，每日3 ~ 4次，饭前口服❷。

西沙必利可引起严重的心律失常，因此用药前和用药期间应进行心电图检查。如果治疗前或治疗期间出现Q-T间期延长，则不能使用西沙必利。

红霉素有促进胃动力的作用，但是长期使用会产生快速耐药性，而且可能加重上消化道症状，特别是高剂量使用时。

促动力药对严重的恶心通常无效，可替代的药物包括PPIs和三环类抗抑郁药（虽然这可能减慢胃排空，但是却有助于控制恶心的症状）。

昂丹司琼可作为挽救治疗，可以薄片制剂给予。

如果口服摄入不能维持营养，空肠营养（通过消化内镜或外科手段置入胃空肠营养管）有助于营养支持（见"肠内营养"，第229页）。

内镜下幽门部注射A型肉毒毒素已用于治疗特发性胃轻瘫，但是目前尚缺乏循证医学证据，有些案例研究支持，但随机试验没有显示该技术的明显优势。

胃高频电刺激（通常称为胃调节器，尽管这不是作用机制）可能有助缓解症状，但是对胃排空的影响较小。

❶ 新的证据显示，多潘立酮每日剂量超过30mg以及60岁以上的患者，严重心脏不良反应的风险会增加。应以最低有效剂量开始治疗；如果需要，应谨慎增加剂量。更多信息，见2012年12月的Medicines Safety Update（www.australianprescriber.com/magazine/35/6/198/201）。

❷ 西沙必利尚未在澳大利亚注册使用，但可通过Special Access Scheme获得。电话：(02) 6232 8111，网址：www.tga.gov.au/hp/sas.htm。

对于上消化道外科手术（如迷走神经切断术、胃部分切除术和胃底折叠术，这些手术可能导致迷走神经损伤）后继发的胃轻瘫，幽门成形术进行胃引流有助改善病情。据报道对于约50%的难治性胃轻瘫患者，全胃切除可能有效。

4.5.4　慢性恶心及呕吐

有一部分患者尽管做了相关检查但是没有明确的证据显示器质性病变，但是却存在慢性的恶心和（或）呕吐症状。应筛查是否服用引起恶心的药物（见第76页），如有应停药或减量或使用其他替代药物。慢性特发性恶心很难治疗，只能对症处理。如果存在焦虑或抑郁，应首先治疗潜在的心理问题（参见《治疗指南：精神病分册》）。

饮食管理可以缓解慢性恶心及呕吐，包括：

- 根据胃口好坏进食。
- 随着恶心症状的改善逐渐增加经口进食。
- 避免高脂肪及油炸食品。
- 避免刺激性气味的食物（冷食相比热食更易耐受，因为冷食味道相对较小）。
- 避免餐后立即躺下。
- 减少烹饪过程中产生的气味。

药物治疗同胃轻瘫治疗（见第68页）。抑酸，因为胃食管反流病可表现为慢性恶心。低剂量抗抑郁药或抗焦虑药在部分难治性病例可能有效，即使焦虑抑郁症状不明显。可供选择的药物有：

1　阿米替林10～50mg，每日1次，晚间口服；或

1　去甲替林10～50mg，每日1次，晚间口服；或

2　米氮平15～30mg，每日1次，晚间口服。

4.5.5 术后恶心及呕吐

4.5.5.1 成人术后恶心及呕吐

（1）发病率及影响

术后恶心及呕吐（postoperative nausea and vomiting，PONV）发生率为20%～30%，高危人群发生率可达70%～80%。PONV可导致患者的不适及不满，术后患者对避免恶心及呕吐的发生比避免腹痛的需求更加迫切。PONV通常延长恢复时间、增加护理和医疗费用、延长住院时间，是不可预测的增加住院时间的主要原因。

（2）危险因素

成人PONV患者自身因素包括：

· 女性（主要危险因素）；

· 不吸烟（主要危险因素）；

· 既往PONV病史或晕动症（主要危险因素）。

成人PONV麻醉方面的危险因素包括：

· 术中和术后阿片类药物的使用（主要危险因素）；

· 挥发性麻醉药；

· 氧化亚氮（笑气）；

· 水化不足。

成人PONV外科方面的危险因素包括：

· 手术时间过长；

· 某些类型的手术（耳、鼻、喉、乳腺、斜视、腹腔镜、腹腔、神经和整形手术）。

PONV发生率的高低与主要危险因素数量相关（见表4-1）。

（3）成人PONV的预防

已证实有效预防PONV发生和PONV的非药物治疗包括按摩和芳香疗法。

PONV高危患者（见表4-1）应进行预防，以防呕吐后遗症（如金属丝固定颌或颅内压增高）。结合药物治疗预防PONV

被证实优于单一治疗手段，即不同作用机制的止吐药。

表4-1　主要危险因素数量与PONV发生率之间的关系

主要危险因素的数量	PONV 近似发生率
0	10%
1	20%
2	40%
3	60%
4	80%

治疗取决于发生PONV风险程度（见第71页），如果存在风险因素：

- 使麻醉中危险因素最小化；
- 考虑局部麻醉；
- 根据风险程度选择药物方案。

如果患者有 1～2 个PONV发生的主要危险因素（见第71页），可使用：

1　5-HT$_3$受体拮抗剂（剂量见表4-2），麻醉末单次剂量静脉给药；

　　或

1　地塞米松 4mg，麻醉初单次剂量静脉给药；

　　或

1　氟哌利多 0.625mg，麻醉末单次剂量静脉给药。

如果患者有 3～4 个PONV发生的主要危险因素（见第71页），可使用：

1　5-HT$_3$受体拮抗剂（剂量见表4-2），麻醉末单次剂量静脉给药；

加用以下任一药物

1　地塞米松 4mg，麻醉初单次剂量静脉给药；

　　或

1 氟哌利多0.625mg，麻醉末单次剂量静脉给药。

如果患者有3～4个PONV发生的主要危险因素（见第71页），同时还有其他外科手术和麻醉风险，使用：

5-HT₃受体拮抗剂（剂量见表4-2），麻醉末单次剂量静脉给药；

加用

地塞米松4mg，麻醉初单次剂量静脉给药；

加用

氟哌利多0.625mg，麻醉末单次剂量静脉给药。

考虑丙泊酚全静脉麻醉，避免挥发性麻醉药和氧化亚氮。

表4-2 5-HT₃受体拮抗剂用于预防和治疗成人PONV的静脉给药剂量[1]

药物	麻醉结束时单次给药剂量	PONV发生时治疗剂量
多拉司琼	12.5mg	12.5mg[2]
格拉司琼	1mg	0.1～1mg[3]
昂丹司琼	4mg	1～4mg[3]
托烷司琼	2mg	0.5～2mg[3]

① 所有5-HT₃受体拮抗剂均应缓慢静脉注射30s以上，或合适的介质静脉输入。

② 用于预防和治疗呕吐的多拉司琼剂量没有比较研究。

③ 治疗剂量比预防剂量少。

如果患者不能使用或对5-HT₃受体拮抗剂耐受，可选用阿瑞匹坦作为预防替代用药。

阿瑞匹坦40mg，麻醉开始前3h内口服。

（4）成人PONV的治疗

5-HT₃受体拮抗剂是唯一经过临床试验在手术后使用治疗PONV的止吐药。低至1mg的昂丹司琼剂量即有效（见表4-2）。如果已经给了呕吐的预防措施，选择不同等级的药物。PONV治疗流程如图4-1。

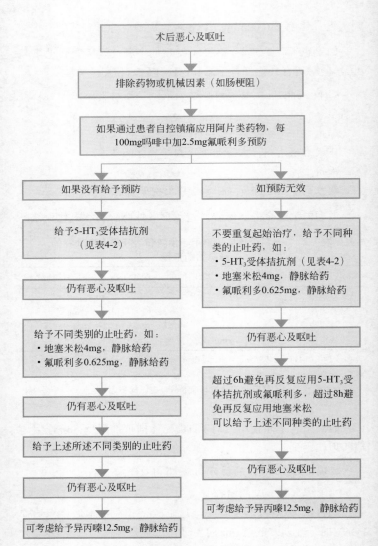

图 4-1 成人 PONV 治疗流程

4.5.5.2　儿童PONV

儿童术后呕吐发生率是成人的2倍。除了两个例外，成人的危险因素同样适用于儿童（见第71页）。两个例外之处一是年龄（随着年龄增长风险增加，直到青春期开始减少），另一个是青春期前PONV发病率没有性别差异。

（1）儿童PONV的预防

儿童PONV预防的关键在于在围术期避免或可能少用可以诱发或加重恶心及呕吐症状的药物（特别是阿片类药物）。如果可以，尽可能减少其他危险因素（见第71页）。额外的预防措施还包括：

地塞米松0.1～0.2mg/kg（最大剂量4mg），麻醉初静脉给药；

加或不加

1　昂丹司琼0.1mg/kg（最大剂量4mg），麻醉末缓慢静脉给药；

或

2　甲氧氯普胺0.5mg/kg（最大剂量20mg），麻醉末静脉给药。

（2）儿童PONV的治疗

如果预防失败，进行PONV的治疗：

1　昂丹司琼0.025～0.1mg/kg（最大剂量4mg）静脉或口服；

或

2　格拉司琼0.04mg/kg（最大剂量1mg）静脉给药；

或

2　甲氧氯普胺0.5mg/kg（最大剂量20mg）静脉给药。

如果上述药物均无效，可以尝试尚未使用过的其他止吐药物，如异丙嗪或氟哌利多。

4.5.6 非细胞毒性药物与恶心及呕吐

很多药物可引起恶心及呕吐的症状，在用药开始和剂量增加时即出现恶心的药物高度可疑。如果代谢和排出功能受损，即使先前能耐受的药物剂量也可能引起不良反应。常见的引起恶心的药物包括阿片类药物、地高辛、某些抗生素（如甲硝唑）、对乙酰氨基酚（高剂量）、二甲双胍。追溯患者的用药史，包括非处方药、中草药、膳食补充剂和非法药品。长期大剂量食用大麻是慢性恶心的一个重要原因。

如果可能，应停止用药或减少剂量。如果不能停药，可使用：

甲氧氯普胺10mg口服或肌内注射或静脉给药，每4～6h一次。

对阿片类镇痛药引起的恶心及呕吐通常预防性给予止吐药。但是，因为止吐药本身有不良反应，只有呕吐特别严重时才给止吐药。

4.5.7 肿瘤治疗与恶心及呕吐

肿瘤治疗后的恶心及呕吐十分常见，肿瘤科和放射科对于处理肿瘤治疗后出现的恶心及呕吐有自己的处理指南。细胞毒性药物和放疗引起的恶心归因于激活外周 5-HT$_3$ 受体（通过迷走神经的感觉传入），也可能激发了中枢化学感受器。

尽管临床上在化疗前后常规使用止吐药，但是很多患者仍遭受恶心及呕吐的困扰。随着反复化疗次数增加，止吐药的效果往往逐渐减弱。

若肿瘤患者化疗初期呕吐不能被很好地控制，那在之后的化疗之前可以出现预期性呕吐。呕吐的症状可以被与医院相关的嗅觉和视觉刺激引发，甚至联想到化疗都可诱发呕吐。

细胞毒性化疗药物引发的呕吐分为急性呕吐和迟发性呕

吐，但口服细胞毒性药物数天至数周后这种差别变得不那么明显。急性呕吐是指发生在化疗开始后24h内的，迟发性呕吐是指化疗开始24h以后的，并且持续数天。在化疗当天对止吐药反应良好并不能排除迟发性呕吐。临床上可以根据单一使用细胞毒性药物时呕吐预期发病率将细胞毒性药物进行分类。

通常，较化疗引起的恶心及呕吐而言，放疗引起的恶心及呕吐不容易预测，也没那么严重。很多接受放疗的患者不需要进行止吐药的预防和治疗。放疗引起恶心及呕吐的危险因素与放疗本身有关，只有一小部分患者接受的是能导致呕吐的放疗剂量。其他的危险因素还包括放疗的照射位点、范围，近期或正在使用细胞毒性化疗药物，患者的年龄、性别和心理状态。

第5章
下消化道功能紊乱

下消化道功能紊乱的诊断主要是基于症状，通过最少的检查或者调查而得出的。虽然在下消化道功能紊乱的分类中症状重叠，但它帮助管理者把患者分入以下分组：肠易激综合征、功能性腹胀、功能性腹泻、功能性便秘。功能性症状可能会因心理因素而改变。所有的下消化道功能紊乱的最初治疗都是倾听患者、了解他们的症状、给予关心和解释。如果需要的话，会根据个人症状给予更多具体的治疗指导。

5.1 一般措施

5.1.1 饮食影响

一份完整的饮食史对所有有下消化道症状的患者是十分重要的，以了解他们对纤维、脂肪、咖啡因、酒精、碳酸饮料、无糖口香糖、含乳糖食物及水果和蔬菜的消耗。应该记录饮食方式（时间、多少和环境）和饮水量。应该鼓励所有患者饮食规律、有营养（尤其是错过早饭的人），摄入足够量的液体（每天6～8杯不含咖啡因和糖的饮料），限制任何饮食过量。

5.1.2 心理影响

许多有功能性消化道症状的患者的临床表现中都有一个很强的社会心理因素存在。这个因素或许是明显的。一般来说，压力与便秘有关，焦虑与腹泻有关。功能性症状除非是在下列条件下：应用精神药物或者咨询精神病专家或者心理专家，否则可能没有治疗效果。有证据显示：有下消化道功

治疗指南：胃肠病分册

能症状而没有一个明确的心理学诊断的人也可能会从心理治疗中获益。

5.2 肠易激综合征

5.2.1 诊断标准

肠易激综合征（irritable bowel syndrome，IBS）在普通人群中是常见病之一。它在西方国家的发病率约为15%，在亚洲人群中的发病率可能也差不多。IBS的病因和发病机制还不是很清楚。人们普遍认为胃肠动力改变、内脏超敏反应及心理因素都可以间接通过5-羟色胺或者其他肠道神经递质系统等调节的通路来引发症状。在IBS的感染形式中，许多研究发现结肠黏膜持续存在轻微炎性改变。

IBS的诊断是基于罗马Ⅲ标准：周期性疼痛或不舒适在最近3个月中至少每月出现3天，合并下列症状中的2项或者更多项：

- 排便后腹痛缓解；
- 腹痛的出现与肠管蠕动频率有关（腹泻或者便秘）；
- 腹痛的出现与大便性状的改变有关（稀便、水样便或颗粒便）。

IBS患者可能会感觉排便急迫（尤其是饭后），排便费力，排不尽感，腹胀或者黏液便。他们会逐渐出现其他功能紊乱，如消化不良、尿频、头痛、痛经、性交不适（性交痛）、肌肉痛、焦虑和抑郁。

全血细胞计数、血清学及C反应蛋白检测在初次检查中是必要的。如有异常，需进一步评估。同样重要的是要检查是否有任何所谓的"预警症状"，这说明需要进一步检查。"预警症状"包括：

- 年龄大于50岁。
- 家族史

—肠道癌症；

　　—腹部疾病；

　　—炎性肠病。

　　• 临床症状/体征

　　—腹部查体异常；

　　—严重大量腹泻；

　　—直肠出血；

　　—严重消瘦；

　　—乳糜泻；

　　—呕吐或剧烈腹痛。

　　IBS的用户信息可从澳大利亚胃肠病学会（www.gesa.org.au）获得。

5.2.2　肠易激综合征的治疗

　　IBS的管理建立在医生和患者之间良好的治疗关系之上。通过了解患者症状及相关体格检查，使患者感受到自己被恰当地评估。发现患者为什么会在他们的慢性病程中的这个特殊时间出现症状是十分有用的。可能因为症状的恶化或者害怕是肠道癌症而被发现。患者很可能因为有症状和心理压力需要药物治疗。

　　对于大多数患者，治疗应该包括解释和安慰。询问患者想要从咨询中得到什么。IBS没有远期后遗症，这点是应该强调的。对于一些患者来说，IBS是一个慢性复发性疾病，医生和患者之间良好的关系有助于从任何治疗中获得最大的疗效，并避免各种各样的咨询和调查。

　　只有有限的证据支持IBS患者一般治疗的效果。许多关于IBS治疗的临床试验设计不充分。

5.2.2.1　饮食治疗

　　IBS最初的非药物治疗应该包括对可能的饮食影响因素的

探索（详见第78页）。增加饮食纤维对IBS患者来说并不总是受益的。过量的纤维摄入和纤维补充（尤其是可溶性的补充剂，如含有车前草的泻药）能加重症状，尤其是当IBS与腹胀、胃肠胀气有关时更明显。

如果这些措施不能缓解患者的症状，那么对饮食改善的试验或许会有帮助。能辨别出饮食成分能明显引起症状的患者应该避免进食这些食物，选择一些替代的食物。需要重点强调的是对食物不耐受与食物过敏是不一样的。同时，功能性症状经常与剂量有关。追踪那些能够引起症状的食物的痕迹是不必要的。并没有研究显示过度清除食物（经常除去胺类或者水杨酸类）有益，应谨慎对待，因为这可能导致食物的选择范围变窄。

可是，如果患者比较积极，有限制地清除饮食的方式还是十分值得的。根据患者所怀疑的能够引起他们症状的食物来指导自己的饮食方式。例如，如果咖啡十分可疑，就避免几周内摄入咖啡因。

下面是几个相对简单的策略：

  进食几周含麦质少的食物，避免进食面包、比萨、饼干和蛋糕。这不像不含麸质食物的饮食那样严格（在给予这个建议之前，需要完善血清学检查）。

  在低乳糖饮食后，如果患者通过这样的饮食后效果很好，可进行几周低乳糖饮食（参考"乳糖不耐受"，第97～100页）。

  进行低果糖饮食几周（苹果、梨、西瓜、芒果、果汁、干果和蜂蜜中都含有过量的果糖）。

如果患者对于什么食物能够引起他们的症状已经有所怀疑，或者患者来自一个乳糖不耐受发生概率较大的地区（如中国、印度或者地中海），一个不同的饮食清除方式可能适合他们。

这类患者应该写一份饮食/症状日记，记录下他们主要症状的任何变化情况。

如果有改善的话，就没有必要继续不确定的饮食了，因为如果有症状加剧的话，它还可以被重新考虑。许多患者在知道他们的症状与饮食有关联后，都很高兴，他们不想完全地排除一组食物。

如果从这个策略中不能明显受益，参照有执业认证的营养师推荐的FODMAP饮食可能会有所好转（见下文）。

在撰写本书时，没有调查显示能够确定所有的这些食物能够引起患者的症状。对乳糖和果糖吸收不良的呼气试验并不特异或敏感，也没有任何皮肤针刺试验是有帮助的。

（1）低FODMAP（难吸收的短链碳水化合物）饮食

食物组成成分（尤其是短链碳水化合物）经常在易受影响的人群中引起功能性肠道症状，这是因为他们的肠道渗透影响和结肠细菌发酵的结果。这些短链碳水化合物被叫做FODMAP，即难吸收的短链碳水化合物（它是可发酵糖、双糖、单糖、多元醇的首字母缩写）。FODMAP包括果糖、果聚糖、乳糖、多元醇和低聚半乳糖。研究显示，低FODMAP饮食对有功能性肠道症状的患者来说，是最有效的饮食治疗方法之一。

高果糖的食物包括苹果、梨、西瓜、芒果、果汁、干果和蜂蜜。果糖能够作为甜味剂添加在一些食物中。

果聚糖一般存在于小麦、黑麦、洋蓟、芦笋、甜菜根、甘蓝、卷心菜、菊苣、茴香、大蒜、韭菜、洋葱、豌豆、菊苣、葱和所有的豆类中。

乳糖来源见"乳糖不耐受"（第97～100页）中的描述。

多元醇（如山梨糖醇、甘露醇、木糖醇等糖醇）存在于苹果、梨、核果（如杏、桃、油桃、李子、樱桃、西梅）、鳄梨、蘑菇、荷兰豆和菜花中。在梨和西梅中含有丰富的山梨糖醇，这就是为什么它们的果汁被推荐为天然泻药的原因。多元醇也通常被用作口香糖中的人工甜味剂和低热量的糖果，这样的食物必须标明警告"过量食用可能会导致腹泻"。

低聚半乳糖（如棉籽糖和水苏糖）在豆类（如烤豆、芸豆、扁豆）、鹰嘴豆和小扁豆中可以见到。

一个为期8周的减少这些高FODMAP食物摄入的研究能够证明可能的饮食触发因素。最好在营养师的指导下进行饮食调整，最好是一位胃肠营养方面的专家，他们能提供可替代的食物来保证足够的营养，密切监测患者对于这些食物的症状反应。

5.2.2.2　认知行为疗法和催眠疗法

一些患有IBS的患者患有抑郁症或焦虑症，识别和成功治疗这些疾病可能会解决腹部症状（参考第78页）。

许多研究显示一些患有IBS的患者能从认知行为疗法（CBT）或者一个疗程的催眠疗法中获益。CBT可能对于那些经受过在可预见的情况（如考试、公共场合演讲、乘坐公共交通工具）下出现症状恶化的患者尤为实用。如一个咨询者对于IBS十分熟悉，这是一个优点，但通常治疗焦虑障碍的CBT对于患有IBS的患者可以修改。想要获得更多关于抑郁症、焦虑症和心理疗法的信息，参见《治疗指南：精神病分册》。

5.2.2.3　**药物治疗**

少数患有IBS的患者药物治疗有效。药物治疗类型是根据主要症状——腹泻、便秘或腹痛。

（1）腹泻

IBS成人患者腹泻症状恶化能够通过间断使用止泻药来控制，如洛哌丁胺、考来烯胺（详见第86页）。如果腹泻易发生在清晨，通常在晚上应用洛哌丁胺可能有用。如果是饭店的饮食导致腹泻，在离开饭店前服用洛哌丁胺可能有帮助。

（2）便秘

在IBS患者中，便秘的治疗与一般便秘的治疗方法相同

（详见第87页）。

（3）腹痛

虽然对照试验结果令人失望，但在IBS患者中，止泻药对于控制腹痛、腹泻偶尔可能有帮助。如果在短时间内症状特别严重，这些药物可能会有用。建议患者在决定药物没用之前至少继续服用药物1个月。使用：

▫ 丁溴东莨菪碱20mg口服，每日4次；

或

▫ 美贝维林135mg口服，每日3次；

或

▫ 薄荷油（每胶囊0.2ml）1~2胶囊口服，每日3次，每次进食之前半小时服用。

有证据显示三环类抗抑郁药和选择性5-羟色胺再摄取抑制药（SSRIs）能减轻IBS的疼痛。这些药物是应用它们的止痛作用，而不是应用它们对心情的影响作用。

三环类抗抑郁药的剂量比应用治疗抑郁症的剂量小。在有侵入性疼痛的人中，可以尝试：

▫ 阿米替林10~25mg口服，每天晚上一次；

或

▫ 去甲替林10~25mg口服，每天晚上一次。

或者，尝试应用SSRIs：

▫ 西酞普兰20mg口服，每日1次；

或

▫ 氟西汀20mg口服，每日1次。

如果药物产生耐受，它是次选药物，剂量可以增加。三环类抗抑郁药可引起便秘、嗜睡和抗胆碱作用，尤其是口干。

镇痛药通常是无效的。人们对于在IBS中使用益生菌和抗

治疗指南：胃肠病分册

生素（用于预防可能的小肠细菌的过度生长）很有兴趣，但是目前为止它们仍没有治疗作用。许多患有IBS的患者采取补充疗法，包括中草药治疗。一些研究表明有好的效果，但组成成分有明显的不同。

5.3　功能性腹胀

功能性腹胀的定义：1个月内感觉腹胀时间超过3天，持续3个月。腹胀在女性中比较常见，且经常在月经期前比较明显。它与排便习惯的改变无关，虽然腹胀的症状和IBS或便秘常同时发生，应该按照IBS评估遵循的建议（详见第79页），包括体格检查。饮食评估是十分重要的，改善饮食可能有用（详见第78页和第80页）。对于腹胀这个症状有许多可用的非处方药物，但并没有被证明它们优于安慰剂，但是可以推荐使用。它们包括药用炭片、薄荷油、二甲硅油胶囊。

5.4　功能性腹泻

功能性腹泻是指在排便中，占75%或者更多是排水样便或者半水样便（与疼痛无关）。功能性下消化道功能紊乱不是一个排除性诊断，但除外其他可能导致慢性腹泻的疾病是十分重要的（如乳糜泻和肠易激综合征）。如有任何预警症状（如直肠出血或者体重下降），需要进一步评估。

询问患者的腹泻症状与食物、药物或者压力（参见"一般措施"，第78页）是否有关。几乎所有的药物或者辅助疗法都能引起腹泻。询问所有出现腹泻症状的患者，他们的腹泻症状与服药、辅助治疗的改变之间的关系。焦虑可能与腹泻症状有关，可能需要除外。患者年龄需要考虑，因为超过50岁，恶性病理学的可能性增加。如果对诊断有怀疑，应该检验粪便标本，查白细胞、红细胞，且需要考虑进一步评估。

治疗腹泻，应用：

1 洛哌丁胺2mg，口服，每日1～3次；

或

2 考来烯胺4～8mg，口服，每日1次或者2次。

避免应用含有可待因的药物来控制腹泻，因为可能对这些药物产生依赖性。地芬诺酯+阿托品是不推荐的，因为往往有抗胆碱能作用，尤其是老年人。有稀便的一些患者多进食膳食纤维、使用大便成形剂、尝试使用抗胆碱能或者抗痉挛药物（如东莨菪碱盐或者美贝维林）可能有益。治疗由病毒、细菌或者原虫性胃肠道感染引起的腹泻，抗生素相关性腹泻详见"感染性腹泻"（第106～125页）和"胃肠道寄生虫感染"（见第126～135页）。

5.5 功能性便秘

5.5.1 定义和病因学

功能性便秘定义：每周排便2次或者更少，超过25%的时间感觉排便费力，25%或者更多时间有排不尽感，大便干结。

在西方国家，正常的大便次数为每天3次到每周3次。

便秘的病因从一般饮食问题到骨盆功能障碍导致药物吸收障碍。便秘是许多常见药物的不良反应（详见框5-1）。恢复正常的肠道功能需要改变用药，饮食和心理影响详见"一般措施"（第78页）。

当患者抱怨便秘的时候，确定他们真正在抱怨什么，这是十分重要的。患者药物的使用需要明确——包括泻药、处方药或者非处方药物（包括草药制剂）。一般来说，调查评估的重要性取决于症状的严重程度、患者的年龄和预警症状的出现（如体重下降或者直肠出血）。有潜在严重状况的需要考虑和排除，包括疾病（抑郁症、甲状腺功能减退症、高钙血症）和手术（肠癌或者其他原因所致的梗阻）。应该指出的

框 5-1　一些常见的可以导致便秘的药物

- 阿片类药物（口服、胃肠外和皮下）。
- 抗胆碱能药物（如奥昔布宁、苯海索）。
- 有抗胆碱能作用的药物（如三环类抗抑郁药、氯氮平、奥氮平、利培酮、喹硫平）。
- 铝和（或）含钙抗酸药。
- 钙补充剂。
- 口服补铁剂。
- 维拉帕米。

是，慢性便秘对于肠癌无预测价值。但如果一个人（尤其是老年人）最近出现便秘或者有额外的症状如直肠出血，应该评估是否有肠癌。体格检查应该包括直肠指诊，以发现直肠是否存有粪便。

大部分诱发便秘的因素在老年患者中可以被放大或者加重（详见第91页）。在这组人群中，长期便秘可导致粪便失禁，然后导致尿失禁和便失禁。

便秘者信息资料单可以从澳大利亚胃肠病学会（www. gesa. org.au）获得。

5.5.2　功能性便秘的治疗

5.5.2.1　饮食和生活方式

可能导致便秘的主要生活方式如下。

- 没有摄入足够的膳食纤维；
- 没有摄入足够的液体；
- 不恰当的排便习惯（如忽略排便的欲望）；
- 没有进行有效的身体锻炼。

应该鼓励成年人通过注意饮食和锻炼来改善他们的大便行为。饮食应该包括足够的纤维（参见下文）和足够的不含咖啡因的液体。

已有研究显示，身体锻炼能够减少肠管转运时间和刺激正常的排便。缺乏隐私、减少身体活动和限制睡眠可能导致抑制排便冲动。

应该鼓励人们对排便欲望有所回应，尤其是饭后或者醒来。当坐在马桶上时，正确的姿势很重要（即身体前倾，后背挺直，双脚支撑在一个小凳子上，保持膝盖在臀部上方）。

便秘不总是与摄入纤维低有关，但普遍的共识是，如果患者目前的饮食是不够的话，开始治疗的试验是增加纤维和液体的摄入量。成人每日膳食纤维摄入推荐量为女性25g、男性30g。膳食纤维的类型包括不溶性纤维、可溶性纤维和抗性淀粉。其中，在最初低纤维饮食时，不溶性纤维和可溶性纤维可最有效预防或减少便秘。

应该逐渐增加饮食中的膳食纤维含量，以避免如肿胀或者胃胀气等不利影响。肠易激综合征患者中，有些食物富含可溶性纤维（如亚麻籽壳）和多元醇（如李子、梨、坚果），能使症状恶化。应该鼓励患者选择多种多样的不溶性食物和可溶性膳食纤维来源（如全麦或者全麦面包等产品、谷物、面食和米饭、水果和蔬菜、豆类、种子和坚果），而不是添加纤维含量高的食物（如未经加工的麸皮）。应该鼓励人们摄入足够的液体。实际上，鼓励患者吃全麦谷物早餐和选择全麦面包三明治是很有用的。

许多纤维计数器列出了不同食物的膳食纤维含量，印刷版和网络版均可获得，适合患者和卫生保健专业人员使用。 [1]

---

[1] 已出版的纤维计数器包括：

Borushek A. Allan Borushek's calorie, fat & carbohydrate counter. Nedlands, W.A.: Family Health Pub, 2011 (ISBN: 0947091092).

Stanton R. Fat and fibre counter. Melbourne: BAS Publishing, 2004 (ISBN: 1920910263).

在撰写本文时，纤维计数器可以从澳大利亚胃肠病学会（www.gesa.org.au）的关于便秘者信息资料单中获得。

5.5.2.2 泻药

（1）容积性泻药

如果饮食和生活方式改变措施无效，患者有轻度便秘且能走动，应当应用容积性泻药（具体药物详见表5-1）。容积性泻药可增加大便的量和水分，这促进了结肠活动。应该主张有良好足够的水分摄入。快速增加剂量会导致腹胀和肠管扩张。

表5-1　成人常用泻药[①]

类型	服用方式	具体药物举例[②]
容积性泻药	口服	部分水解瓜尔胶（如 Benefiber） 车前草/卵叶车前子（如 Agiolax、Fybogel、Metamucil） 苹婆属（如 Normafibe）
渗透性泻药	口服	硫酸镁 聚乙二醇3350和电解质散（如 Movicol）[③] 乳果糖 山梨糖醇液
	直肠给药	枸橼酸钠+山梨糖醇+月桂醇磺基乙酸酯钠灌肠剂（如 Microlax）
刺激性泻药	口服	比沙可啶 药鼠李 番泻叶
刺激性泻药+大便软化剂	口服	番泻叶苷A和B+多库酯钠（如 Coloxyl+Senna）

① 儿童用泻药，详见第94页。

② 为了帮助识别，该表中提供了商品名称，并没有包含所有产品的推荐建议。

③ 聚乙二醇是聚乙烯乙二醇的推荐国际非专有名称（rINN）。

容积性泻药效果一般在24h内比较明显，可能需要2～3天药物才能获得全效。

车前草能在超市或者保健商店里买到，能够加到谷物或者类似的食物中，使它变得美味一些。

即使是治疗轻微便秘，容积性泻药也并不总是有效。在慢性便秘或不能走动的患者中，容积性泻药不太可能有效，这类患者可能需要间歇性或者规律的刺激或者渗透性泻药。

容积性泻药在第9页中也有讨论。

（2）渗透性泻药

当需要长期使用一种泻药时，一般会推荐给口服渗透性泻药（具体药物详表5-1）。渗透效果使水进入结肠，增大和软化粪便。渗透性泻药应该同液体，最好是同果汁一起服用，以增加渗透作用。如果空腹服用这些药物，药物作用会更加快速，而且是在2～48h内发生。关于它们的作用和不良反应方面的其他信息，详见第9页。

在半乳糖血症中，乳果糖含药糖浆是禁忌，但因为乳果糖是不吸收的，所以适用于糖尿病患者短期使用。

镁盐在孕妇或者肾功能受损的患者中不能使用。

长期便秘的患者，在症状控制方面，规律使用小剂量渗透性腹泻药比间歇性使用大剂量药物好。

（3）刺激性泻药

刺激性药物（具体药物详见表5-1）或许可以和大便软化剂一起出售，是许多非处方草本泻药中最活跃的组成部分。这些药物刺激肠道蠕动，可引起腹部绞痛，在6～12h内起效。其他信息详见第10页。

人们一直担心，长期使用刺激性泻药可能有加剧便秘的潜在趋势，但这并没有证据。然而，当他们停止使用泻药的时候，那些滥用泻药的患者可能在恢复正常的大便习惯时比较困难。

（4）大便软化剂泻药

没有证据显示大便软化剂用作单一疗法是有效的泻药。关于大便软化剂的更多信息详见第10页。

（5）栓剂和灌肠

栓剂或灌肠可以用于远端大便嵌塞，但是并没有证据显示它们在治疗便秘或者肠排空方式方面有任何长期疗效。一个简单的甘油栓可以刺激一些患者直肠排泄。如果没有效果，渗透性灌肠剂可能更有效。

（6）常用泻药

成人常用泻药举例见表5-1。儿童用泻药详见第94页。

（7）泻药的不恰当使用

长期使用泻药在社区中是很普遍的。一旦肠道排空后，患者应当能够通过遵循饮食和改善生活方式来避免便秘（详见第87页）。可是，有少数人需要泻药来维持可接受的排便习惯。

过度或者不恰当地使用泻药能导致低钾血症和进食障碍综合征。一些有专利的泻药有时贴上不恰当的标签表明它们可用于减肥。

5.5.3 老年人与便秘

5.5.3.1 发病因素

便秘是被老年人报告的最常见问题的之一。

因为这个年龄组的人对所谓的"正常"排便方式理解的不同，所以便秘最好通过便秘和疼痛的症状或者不舒服来检测诊断，而不是通过频率。

下列因素可导致老年人便秘。

- 环境的改变（如假期、进入老年护理机构）；
- 行动力下降；
- 药物（尤其是阿片类药物，详见框5-1）；
- 纤维和液体的摄入减少；
- 疼痛性的肛门直肠功能紊乱（如痔、肛裂）；
- 性交（多见于女性）；
- 导致肌肉力量丧失的疾病（如慢性阻塞性肺疾病）；

• 其他潜在的病理学改变（如肠道、内分泌、神经），这些改变在这个年龄组中常见，可能引起便秘。

便秘在痴呆和抑郁患者中常见。

在敬老院中，其他因素如缺乏隐私和难以到达厕所也应考虑在这些问题中。

5.5.3.2 评估

除了在"定义和病因学"（见第86页）中列出的便秘的症状外，在老年人中还有其他的一些症状，包括频繁的排便量少，经常出现便失禁（这可能是便溢出的信号）。如果观察到或报告了这一情况，直肠指检可发现粪便嵌塞。即使在医学上进行直肠指检，从有认知障碍的患者中获得想要知道的信息的困难性也是需要考虑的。如果仍存疑，大便负荷量的程度或许可能通过腹部X线平片来评估。

在这个年龄组中，便秘一般和尿失禁联系在一起。

在制订一个管理计划之前，必须对便秘的病因进行一个详细的诊断。

5.5.3.3 管理

在老年人中，便秘的管理和其他年龄段的成年人一样要循序渐进，从改善饮食和生活方式开始（详见第87页），同时应用容积性泻药和其他泻药。该方式需要调整患者过去的排便习惯、药物情况和活动程度。

如果饮食和生活方式改变不能成功或者没有收获，需要应用泻药。以下几点应注意。

▪ 容积性泻药通常对于可以运动的老年人是有效的，而渗透性泻药或者刺激性泻药对于卧床的患者更为需要。因为便秘是阿片类药物可以预测的不良反应，因此开阿片类药物处方时，应同时开立一种泻药。

▪ 如果症状提示粪便嵌塞，并且通过直肠指检确诊，在大肠管理项目开始时可能需要用灌肠和栓剂来排空直肠。不能依赖或者经常使用这些药物，因为需要再次应用这些药物的时候意味着患者泻药方案失败。

5.5.4 便秘与儿童

5.5.4.1 定义与评估

在儿童中，便秘是一个普遍的问题，在就医的患儿中10人就有1人有便秘。大便频率差别很大，但是一般经过4年后，随着年龄的增加而减少和稳定。在儿童中，功能性排泄物滞留和保留大便行为是导致便秘的最普遍原因。其他病因包括：对牛奶蛋白质过敏；由于饮食原因导致大便容量减少和干燥、失水或者营养不良；慢性传输型便秘；盆底肌肉协同困难；药物；性虐待。器质性原因（如代谢性疾病、脊髓异常和巨结肠病）是罕见的。

在儿童中，便秘能引起腹痛，排便过程中引起肛周痛，其他还有食欲下降和易怒。由于溢出性尿失禁（便失禁），可能会引起污染。尿路感染在患有便秘的儿童中更常见。

5.5.4.2 儿童便秘管理

（1）主要原则

最主要的管理原则：①充分软化粪便，减少对排便痛苦的恐惧；②如果有影响的话，排空直肠并保持直肠排空状态；③鼓励良好的如厕习惯。药物应该一直应用，直到形成规律的如厕习惯。伴有慢性难治性症状和大便失禁的儿童，应考虑转诊至儿科医生处，因为长期治疗是很有必要的。

（2）简单的措施

有轻度便秘的儿童，简单的措施可能就足够了，如增加膳食纤维和液体摄入量，鼓励规律的如厕行为。儿童每日纤维摄入推荐量=（年龄/岁+5）g［例如，一个8岁的儿童应该摄入（8+5）=13g膳食纤维/天］。

应当鼓励儿童每天 2～3 次坐在坐便器上（尤其是当他们没排尽大便时），无论他们是否有排便的冲动。最好的时间是在早上醒来时，此时是结肠最活跃的时候，或者饭后立刻利用胃结肠反射。坐着的时候，膝盖应该高于臀部的水平来减少直肠角度——一个脚凳可能会有帮助。总的来说，孩子坐一次坐便器不应该超过 10min。干扰（如读书、玩电子游戏）应当被劝阻，因为那样会延长如厕时间。日记是有用的，可以记录孩子的如厕行为，包括坐在马桶上、排便和排泄。

（3）儿童用泻药

如果治疗便秘的简单措施无效，可以考虑应用泻药。最初的治疗通常是用渗透性泻药或者大便软化剂/润滑剂泻药。剂量应当用滴定法测量直到大便如湿水泥或糊状均匀一致。每日剂量特别设定的或者少于频繁剂量的效果更好。没有证据表明长期使用泻药是有害的，如会上瘾或损害肠神经。使用：

1 聚乙二醇 3350 和电解质 [1～5 岁的儿童：6.56g（如一小袋 Movicol 取半袋加 60ml 水）；≥5 岁的儿童：13.125g（如 1 小袋 Movicol 加 125ml 水）]，口服，每日 1 次，必要时可每天 2 次或 3 次；

或

2 液体石蜡 1ml/kg（最多 30ml），口服，每日 1 次，在每次躺下前至少 2h 用。乳剂的剂量（如 Parachoc 是 50% 乳剂）可以增加，直到达到推荐剂量的纯液体石蜡。有些乳剂在婴儿（小于 12 个月）或者有呕吐或者反流风险的儿童中应当避免使用；

或

3 乳果糖 0.5ml/kg，口服，每日 1 次或者每日 2 次（最多每日 60ml）。如果需要，可以与其他饮料一起服用来促进长期治疗；

或

3　山梨糖醇 0.5ml/kg，口服，每日1次或者每日2次（最多每日 60ml）。如果需要，可与其他饮料一起服用来促进长期治疗。

如果 2～3 个月后，这些初始泻药治疗措施不能引起正常大便的话，可以加用一种刺激性泻药。许多"天然"或者水果泻药包括番泻叶，属于刺激性泻药。使用：

1　比沙可啶（＞3 岁的儿童：5～10mg），口服，每日晚上一次；

或者比沙可啶（6 个月～3 岁的儿童：5mg；＞3 岁的儿童：5～10mg），直肠给药，每日1次；

或者

1　番泻叶药片或者颗粒（6 个月～2 岁的儿童：7.5mg；3～10 岁的儿童：7.5～15mg；＞10 岁的儿童：15～30mg），口服，每日1次。

或

2　匹可硫酸钠滴剂 7.5mg/ml［4～10 岁的儿童：5～10 滴（2.5～5mg）；＞10 岁的儿童：10～20 滴（5～10mg）］，口服，每日晚上一次。

腹部绞痛是公认的刺激性泻药的不良反应。

（4）儿童粪便嵌塞

在粪便嵌塞中，污染是常见的，大量粪便经常在腹部触诊时发现（通常在左腹或者骨盆）。最初的管理是解除粪便嵌塞（"清理"），新的聚乙二醇 3350 制剂使得这个清理措施能够在家做。

聚乙二醇 3350 和电解质 1.5g/kg（最多 8 袋 Movicol=105g），口服，每日1次，喝 3 天。如果嵌塞解除不成功，考虑以这个剂量再喝 3 天。

如果这个治疗有效，可跟踪和维持治疗慢性便秘（详见"儿童用泻药"，第94页）。

如果这项治疗不成功或者不能被忍受，考虑去医院进行胃灌注聚乙二醇3350制剂。瘦小的儿童（体重低于15kg）需要同时给予静脉输液来防止灌肠所致脱水的发生。来自儿科医生或者儿童胃肠病学专家的特殊建议是被推荐的。

5.5.5　孕妇与便秘

在孕妇中便秘很常见，一般对简单的治疗措施反应良好，如补充膳食纤维。大多数渗透性泻药（如乳果糖和山梨糖醇）可以使用常规剂量，但包含有镁盐（如硫酸镁）的泻药和刺激性泻药最好避免使用（详见表5-1）。

5.5.6　功能性排便障碍

在一小部分女性中，便秘是由于盆底肌肉和肛门括约肌功能失调所致。如果一位女性有以下两个或者更多症状，提示功能性排便障碍可能——需要用力排便的时间超过25%，块状的或者硬质的大便超过整个时间的25%，排不尽感，或者应用人工操纵来帮助排便（如自我调整、采取不同寻常的排便姿势、紧张时用手夹板固定会阴）。使用直肠测压和排便造影来评估状况。如果腹肌和盆底肌肉不协同而发生异常被发现，生物反馈训练（使用视觉或者听觉加固）是有用的。澳大利亚有多家中心的专业机构可提供这种训练。

5.5.7　慢性传输型便秘

慢性传输是便秘的一个罕见病因，它需要专家的评估。治疗上很困难，如果常规泻药方案没有帮助的话，需要转诊至专家处。

第6章
小肠疾病

6.1 乳糖不耐受

乳糖不耐受是由于小肠黏膜缺乏一种称为乳糖酶的消化酶导致的。乳糖不耐受可以是先天性、原发迟发性（如成人乳糖酶缺乏）或继发性。先天性乳糖酶缺乏很少见。原发迟发性乳糖酶缺乏可以开始于7岁，常见于非高加索人。该病影响了一半以上的世界人口，相对于北欧后裔更常见于亚洲、南欧和澳大利亚土著后裔。继发性乳糖酶缺乏是由多种肠道疾病引起的，包括贾第虫病、病毒感染、乳糜泻、细菌过度生长和克罗恩病。

乳糖不耐受是对乳糖吸收不良的症状性反应。儿童和成人常见的症状包括腹痛、腹胀、胃肠胀气和水样泻。

乳糖不耐受可以廉价地、非正式地通过乳糖负荷试验诊断。饮用125ml（半杯）牛奶后出现胃肠不适提示乳糖不耐受。应该食用低脂（最好是脱脂）牛奶，因为脂肪可引起肠易激综合征患者的消化道症状，这些症状独立于乳糖不耐受。如果经过负荷试验怀疑存在乳糖不耐受，应建议患者避免含乳糖食物数周并记录他们的症状，以观察是否改善。如果低乳糖饮食有效，建议患者再次摄入一些含乳糖食物，以帮助确定诊断和避免不必要的长期食物限制。乳糖酶的浓度可以通过内镜下小肠活检测量，但是与症状的关联并不强。同样，标准乳糖耐量试验与症状之间的关联也不强。

牛奶、酸奶、奶油和乳制甜食中含有大量乳糖，冰激凌和软干酪（如奶油、农家干酪、马斯卡泊尼乳酪和意大利乳清干酪）含有中等量乳糖。而硬奶酪/成熟干酪/块奶酪（如帕尔玛干酪、布里干酪、切达干酪）或黄油则不含乳糖。

乳糖不耐受患者并不需要完全避免乳糖。鼓励患者摄入可耐受量的牛奶或乳制品。因为留存的乳糖酶活性使得患者通常能够很好地耐受少量乳糖（如每日10g乳糖），但是不足以分解较大的乳糖负荷。乳糖不耐受患者症状可发生于摄入4g乳糖（1/3杯牛奶的量）之后，但是成人在症状的严重性和感知上存在显著差异。没有必要限制含少量乳糖的药物。

婴儿腹泻，当粪便pH值呈酸性且含有多于5%的还原物质时提示乳糖酶缺乏。还原物质仅能在液态粪便中检出。如果粪便成型则提示不存在显著的乳糖酶缺乏。

乳糖不耐受的治疗主要依靠饮食调整。维持足够的钙元素的摄入非常重要。诊断为乳糖不耐受并不意味着牛奶和乳制品绝对不能摄入，因为这些是钙元素重要的来源。推荐每日摄入3～4份乳制品，每份相当于1杯牛奶、一盒200g的酸奶或2片奶酪。可供选择的有：

• 如果可能的话尽量选择低乳糖或不含乳糖的产品。

• 将所消耗的含乳糖的食物或液体分散到一天之中（而不是一次消耗较大量）。

• 饮用牛奶前服用乳糖酶（可从药店中获得成滴或成片制剂）。

各种乳类和乳制品的乳糖含量和合适的替代品见表6-1。

含有和不含有乳糖的婴儿配方奶粉见表6-2。

多数的口服营养品和肠内营养制剂不含乳糖（查看产品标签）。

继发性乳糖不耐受患者原发疾病经过治疗后症状常得到改善甚至缓解。持续存在的乳糖不耐受常常提示潜在疾病未得到有效治疗。

表6-1 各种乳类和乳制品的乳糖含量和合适的替代品

乳糖含量	食物/饮料	合适的替代品
乳糖含量高 （每份大于4g）	乳蛋糕	不含乳糖的大豆乳蛋糕[1]
	奶：浓缩的、脱水的	限量食用 如果大量食用，建议同时服用乳糖酶
	奶：鲜奶（牛、山羊、绵羊；全脂、低脂、脱脂）	无乳糖奶（经乳糖酶处理） 豆奶[1] 米奶[1]
	奶：粉状	限量食用 如果大量食用，建议同时服用乳糖酶
	优格[2]	无乳糖优格 大豆优格[1]
乳糖含量中等 （每份0.1～0.4g）	奶酪：软/生的（如农家干酪、奶油奶酪、马斯卡泊尼乳酪和意大利乳清干酪）	限量食用 如果大量食用，建议同时服用乳糖酶
	奶油	限量食用 如果大量食用，建议同时服用乳糖酶
	冰激凌	大豆冰激凌[1] 无乳糖冰激凌
无乳糖 （每份小于0.1g）	奶酪：硬/成形/熟/块（如意大利干酪球、布里干酪、卡芒贝尔奶酪、切达奶酪、荷兰球形干酪、羊乳酪、豪达奶酪、哈瓦蒂干酪、亚尔斯贝格奶酪、马苏里拉奶酪、帕尔玛干酪、瑞士奶酪、美味奶酪）	

乳糖含量	食物/饮料	合适的替代品
适合无乳糖饮食	奶油、人造奶油	
	食物中含少量乳类或乳制品（如饼干、蛋糕、巧克力）	
	茶和咖啡中含少量普通奶	

① 确保钙营养强化。

② 一些优格能够被乳糖不耐受患者所耐受是因为优格中的细菌培养物能够部分消化乳酸。

表6-2　常见婴儿配方奶粉乳糖成分

含乳糖的婴儿配方奶粉	不含乳糖的婴儿配方奶粉	
	基于大豆蛋白	基于牛奶
Karicare 牛奶和羊奶品种	Isomil	Digestelact[①]
Lactogen	Karicare Soya	Karicare De-Lact[②]
NAN 品种	S26 Soy	S26 LF Formula[②]
Nature 品种		
S26 品种		
SMA		

① 针对大于1岁的儿童。

② 针对小于1岁的儿童。

6.2 乳糜泻

乳糜泻是小肠疾病，是机体对摄入的小麦麦胶蛋白产生免疫反应所导致的，与黑麦、燕麦和大麦蛋白有关。据估计，30%～40%的人群（但亚洲人少见）携带乳糜泻发病所必需的人类白细胞抗原（HLA）DQ2或DQ8，但仅有3%的人群发病。这也提示该病存在未知的环境激发因素。

虽然一些乳糜泻患者摄入少量麸质可能并不会引起症状，

但摄入的麸质已经导致了小肠黏膜的损伤。即使是几乎无症状的患者，未经治疗的乳糜泻也增加骨质疏松、流产和贫血的风险。未经诊断的年轻的乳糜泻患者死亡风险增加。

6.2.1 诊断

组织型转谷氨酰胺酶免疫球蛋白A（IgA）抗体是敏感又特异的乳糜泻筛查试验。IgA应该同时检测，因为乳糜泻相关的IgA缺乏可以导致假阴性结果。一个具有提示性临床表现的患者抗体检测阳性应该完善内镜检查以行十二指肠活检。抗体检测也用于监测无麸质饮食的应答情况。

如果未携带 *HLA DQ2* 或 *HLA DQ8* 则可以除外乳糜泻。乳糜泻并不是根据是否存在这些抗原而诊断的，因为大部分具有这些抗原的人小肠活检是正常的。

病理确诊的乳糜泻患者的症状是多变的，最常见的是倦怠、腹泻、腹痛和消化不良。但是，一些患者缺乏消化道症状而表现为并发症（如骨质疏松）、相关疾病（如疱疹样皮炎）或原发不孕和反复流产。乳糜泻患者应积极筛查铁、叶酸、维生素D和锌缺乏。

流程图有助于诊断乳糜泻[1]。十二指肠活检通常用于确定诊断，表现为特征性的上皮内淋巴细胞增多伴绒毛变钝。这一异常的病理表现可能需要长达2年的时间方能愈合。任何重复的评估无麸质饮食反应的活检应该距离开始饮食治疗后至少12个月。

6.2.2 患病率和相关疾病

一项血清学调查提示至少1%的澳大利亚人患病。无症状和未识别的情况很常见，高达80%的乳糜泻患者未被诊断。患者的一级亲属患病的风险是1/10。乳糜泻与其他自身免疫

---

[1] 乳糜泻的诊断流程图可以从乳糜泻学会获得（www.coeliacsociety.com. au/dis-diag.html）。

性疾病相关，尤其是疱疹样皮炎、甲状腺疾病、IgA缺乏和原发性胆汁性肝硬化。3%的1型糖尿病患者罹患此病。乳糜泻发生于5% ～ 15%的唐氏综合征或特纳综合征患者中。

6.2.3 治疗

治疗乳糜泻需要终生无麸质饮食，避免摄入含小麦、黑麦、大麦和燕麦的食物 ❶。多种无麸质食品可在超市、专业食品商店和健康食品商店买到。所有的新鲜肉类、鱼肉、鸡肉、蛋类、瓜子、坚果、水果、蔬菜、豆类、大部分奶制品、油类、人造奶油和黄油都是天然无麸质食物。

无麸质饮食对患者来说是复杂的，常常难以实现，这部分人应该转诊至擅长乳糜泻的营养专家。鼓励患者联系澳大利亚乳糜泻学会以寻求信息和帮助。在加入学会前，他们需要一份由执业医师提供的说明他们需要无麸质饮食的信件。乳糜泻消费者说明信息可从澳大利亚胃肠病学会获得（www.gesa.au）。

重复测量抗转谷氨酰胺酶或抗肌内膜抗体有助于评估应答和对无麸质饮食的依从性，但这些抗体降至正常范围需要超过12个月的时间。

约有5%的患者对无麸质饮食初始反应较差。需要咨询营养专家以确保所有麸质都被从食物中剔除。许多食物来源的麸质并不容易区别，包括沙拉、肉汁、涂抹酱、酱料、糖果、点心、圣餐饼等。应检查药品的麸质成分，如果药品含有从含麸质的谷物中提取的成分（如小麦淀粉），该成分必须在包装上列出。需要注意的是，玉米淀粉不含麸质。药品参考书如MIMS带有无麸质标识，药剂师可以告知患者哪些药品不含麸质。筛查相关疾病，尤其是甲状腺疾病和糖尿病。如果仍然对无麸质饮食无反应，将患者转诊至胃肠病专家进一步检查。

---

❶　无麸质饮食的详细信息可以从澳大利亚胃肠病学会（www.gesa.org.au）和优质健康频道（www.betterhealth.vic.gov.au/bhcv2/bhcarticles.nsf/pages/Glutenfree_diet）中的乳糜泻消费者信息中获得。

确诊时，化验可能提示多种微量元素缺乏，尤其是铁、叶酸、维生素D和锌。骨量减少在成年患者中相对常见，因此新诊断的成年人应筛检骨密度以及维生素D和甲状旁腺激素浓度。任何程度的微量元素缺乏（见第218～228页）或骨代谢异常都应给予治疗。

6.3 小肠细菌过度生长

小肠细菌过度生长（SIBO）可以导致腹泻和营养物质吸收不良。大部分细菌过度生长的患者存在肠道淤滞，与潜在解剖结构异常（包括狭窄）、空肠憩室病、运动障碍或各种导致盲襻的手术操作有关。少数情况下，细菌过度生长可能由低胃酸（服用质子泵抑制剂）、慢性胰腺炎、腹泻、硬皮病、免疫缺陷或高龄导致。临床表现包括腹胀、腹泻、体重减轻和维生素 B_{12} 缺乏导致的贫血。SIBO的症状容易与肠易激综合征（IBS）相混淆，诊断为IBS的患者（尤其是老年患者）主要症状为腹胀和胀气时应该考虑存在SIBO。

SIBO可通过氢呼气试验（使用乳糖或果糖作为试验底物）、^{14}C D-木糖呼气试验或小肠抽出物（＞105CFU/ml为阳性）诊断。

手术纠正潜在的疾病有时候可行，但是通常的治疗手段是抑制细菌过度生长。链球菌、拟杆菌属、大肠埃希菌、乳杆菌属最常见。利福昔明在临床试验中显示出一定的疗效❶。一些抗生素用于临床实践，包括阿莫西林＋克拉维酸、头孢菌素、多西环素、甲硝唑和诺氟沙星。如果一个疗程抗生素治疗后症状复发应寻求专家建议。

维生素 B_{12} 缺乏的患者需要肌内注射补充（见第220页）。

---

❶ 利福昔明尚未在澳大利亚注册使用，但可通过 Special Access Scheme 获得。电话：(02) 6232 8111，网址：www.tga.gov.au/hp/sas.htm。

6.4 非甾体抗炎药肠病

非甾体抗炎药（NSAIDs）对上消化道的副作用已被充分认识。NSAIDs同样可以损伤小肠和大肠，导致隐匿性消化道出血和缺铁性贫血。服用NSAIDs的患者肠道通透性和粪便钙卫蛋白浓度增加。

已经有报道提示服用NSAIDs的患者小肠黏膜溃疡发生率增加。有研究应用胶囊内镜对小肠进行检查，提示COX-2选择性或非选择性NSAIDs均与黏膜破损风险增加有关，非选择性NSAIDs风险更大。非甾体抗炎药肠病内镜下表现包括膈膜样狭窄、溃疡、糜烂和黏膜发红。

阿司匹林和其他非选择性NSAIDs的病例对照研究提示服用这些药物的患者下消化道出血和穿孔的风险增加。随机对照试验提示相对于非选择性NSAIDs，下消化道并发症风险要低于COX-2选择性NSAIDs。

预防非甾体抗炎药肠病缺乏数据支持，尽管有研究提示米索前列醇具有一定的益处。抑酸治疗似乎并不能对胃十二指肠以外的肠道提供保护。

6.5 短肠综合征

短肠综合征用于描述广泛小肠切除后的效应。在成人，常见的肠道广泛切除的原因包括肠系膜栓塞、克罗恩病、创伤和放射性肠炎。在儿童，最常见的原因是坏死性肠炎、肠道闭锁、中肠扭转和腹裂。

短肠综合征的临床表现包括腹泻、水及电解质紊乱和各种营养物质吸收不良（包括脂肪）。许多患者术后需要全胃肠外营养，尤其是剩余小肠长度小于60cm时。但是，随着剩余肠道的逐渐适应，大部分患者可摆脱肠外营养。其他与症状严重程度相关的因素包括存在回盲瓣和结肠（可减轻腹泻）与

治疗指南·胃肠病分册

剩余肠道病变的程度。

院内治疗基于切除术后尽早开始肠内或经口营养以使肠道适应。患者在尝试复合配方前可以应用要素或半要素肠内营养配方（见"一般肠内营养建议"，第230页）。

治疗的目标是保持体重，使粪便量小于每日2L以及维持电解质和微量元素在参考范围内。

饮食措施包括：

·少食多餐，固液分离，使用含适当糖和电解质浓度的液体。

·高热量/高蛋白饮食（可以包括高能量添加剂，需要注意高渗透负荷会导致腹泻）。

·低乳糖饮食（乳糖不耐受常见，见第97～100页）。

·适当减少膳食脂肪（多数患者存在至少中等程度的脂肪泻）。

·低草酸饮食（针对高草酸盐尿和肾结石的患者）。

上述措施最好由具备治疗短肠综合征经验的营养师制订和实施，因为制订膳食方案对患者来说常常比较困难。

可能需要的其他医疗干预措施包括：

·定期注射维生素B_{12}（如果末端回肠被切除）。

·补充脂溶性维生素（维生素A、维生素D和维生素K）。

·补充盐分。

·补充微量元素（包括铁、锌、钙和镁）。

·腹泻的一般治疗（如洛哌丁胺或磷酸可待因）。

·考来烯胺（针对腹泻因胆盐吸收不良加重的患者）。

·质子泵抑制剂治疗（针对高胃酸分泌的患者）。

经过适当的治疗，多数短肠综合征的患者能够获得可以接受的生活质量。少数全胃肠外营养的患者需要由专业组长期监管。部分患者可能需要接受肠移植。

第7章
感染性腹泻

在全世界，感染性腹泻是一种最常见的感染性疾病，其发病率和死亡率都很高。虽然细菌感染和原虫感染在有着较好的卫生系统和公共卫生设施的发达国家仍然是重要的发病原因，但大部分病例是由病毒感染引起的。虽然在细菌感染（见第116～122页）或原虫感染（见第126～131页）引起的腹泻病例中，抗生素治疗可以被考虑，但补液是治疗中最重要的一部分。

血性或黏液性腹泻提示可能由细菌性胃肠炎导致；阿米巴小肠结肠炎和炎性肠病引起的血性或黏液性腹泻少见。溶血性尿毒症综合征可能会使某些形式的细菌性小肠结肠炎变复杂，这应该被积极地排除。新生儿血性腹泻提示可能会有坏死性小肠结肠炎，这需要进一步的检查和儿科或外科专科医师的评估。呕吐胆汁或血液、剧烈腹痛、腹胀或腹部包块常提示可能是一个急性外科问题。

7.1 治疗原则

7.1.1 关键点

- 补液是治疗急性胃肠炎最重要的方面。
- 不合适的补液治疗可能会引起严重的电解质失衡。
- 大多数情况下，抗生素没有益处，还可能会加剧腹泻。
- 包含药用炭、白陶土和果胶的合剂在急性腹泻的治疗中没有被证实有益处。

7.1.2 评估脱水

在患有胃肠炎的患者中，3个月到3岁的儿童、老年人和其他人群中患有慢性疾病的人可能会迅速脱水。在发达国家，脱水仍然是一个引起儿童急性胃肠炎死亡的原因。

在所有患者中，评估脱水的最好方法是计算体重损失百分比。最近的发病前体重、尿量（或每天湿尿布的数量）、呕吐或腹泻的频率（或每天发作的次数和每次发作的量）和口渴可能会提供一些关于患者脱水状态和潜在脱水可能的线索。如果儿童的近期发病前体重无法得知，可以从儿童健康记录中获取相关信息。

> 计算体重损失百分比是评估脱水的最好办法。

儿童脱水的重要临床表现见表 7-1。用临床检查去鉴别轻

表 7-1　儿童脱水临床表现的评估[①]

临床表现	脱水程度（体重损失百分比）		
	轻度（3% 以下）	轻到中度（3% ~ 9%）	重度（超过 9%）
精神状态	紧张、良好	正常、躁动	淡漠、嗜睡
口渴	正常，可能拒绝液体	口渴	大量饮水
脉搏	正常，洪脉	脉搏过速	脉搏过速，脉搏无力
呼吸[②]	正常	呼吸急促	呼吸急速，深大呼吸
毛细血管再充盈时间[②]	正常（小于 2s）	延长	延长
皮肤弹性[②]	正常	皮肤回弹小于 2s	皮肤回弹大于 2s
四肢	外周温暖	外周湿冷	湿冷、花斑、发绀
眼窝和囟门	正常	轻凹陷	深凹陷
口腔和舌头	湿润	干燥	焦干
尿量	正常到减少	减少	极少到无尿

① 改编自 King C K，Glass R，Bresee J S，Duggan C. Managing acute gastroenteritis among children: oral rehydration，maintenance，and nutritional therapy. MMWR Recomm Rep, 2003, 52 (RR-16): 1-16。

② 最具有提示意义的儿童脱水体征。

度到中度程度的脱水往往很困难。在儿童中，对于预测超过5%的脱水，最重要的体征是毛细血管再充盈时间的延长、皮肤弹性的降低和深大呼吸。

在成年人中，脱水的重要临床表现包括心动过速、低血压、皮肤弹性降低和少尿。

7.2 液体和电解质治疗（补液疗法）

7.2.1 口服补液溶液

即使在严重腹泻时，水和盐仍然可以在小肠通过主动钠-葡萄糖共同转运吸收。如果患者存在钠和葡萄糖的大量失衡，口服补液是最有效的。软饮料、运动和能量饮料、甜酒和果汁不适于作为补液的液体，而且如果这些饮料没有经过合适的稀释，可能会进一步导致腹泻和（或）脱水患者病情的恶化。

在澳大利亚，有数个专利口服补液成分。这些产品含有平衡量的钠和糖，并且还包含如钾、氯等其他电解质成分。它们都有着相似的组成成分，钠浓度在45～60mmol/L，糖浓度在80～120mmol/L，总渗透压维持在240mmol/L左右。溶液应根据制造厂商的建议准确配制、冷藏并每24h更新。

7.2.2 儿童补液

急性胃肠炎的患儿，都应该对其进行脱水状态的评估（见表7-1）。

没有脱水的儿童，应该被鼓励按照能耐受的程度去吃喝。在口服补液过程中，应该继续对患病婴儿进行人乳喂养。全强度的婴儿配方奶粉或其他奶通常具有良好的耐受性，且不需要稀释。应该避免摄入过多含有大量糖分的液体，如软饮料、运动和能量饮料、甜酒和果汁等。如果要使用这些液体，它们必须经过稀释以减少糖的含量和渗透压。婴幼儿频繁的呕吐或腹泻，往往存在脱水的风险，这时应强烈推荐口服补液。冷却口服溶液或制成冰块可能会改善口感。间断的呕吐不是停用口服补液的理由。

轻到中度脱水的儿童，可以通过口服补液充分补液。治疗分为补液和维持两个阶段。补液阶段的主要目标是在4h内补充丧失的液体。维持阶段的主要目标是使其恢复到与年龄相适应的无限制的饮食状态，并补充源自腹泻或呕吐的持续丧失量（计算儿童需要补液量，见下文）。用汤勺或注射器给予快速的小剂量的口服补液（如每1～2min 5ml）。对于小于3个月或体重小于6kg的小婴儿、原先存在慢性顽固性疾病或呕吐胆汁的患儿、家庭不能妥善处理的患儿，应该考虑进一步检查和住院治疗。如果儿童抵抗饮水，可以放置鼻胃管。

重度脱水的儿童应该被收住院进行补液治疗和严密监测。经常需要静脉补液。可以快速静脉注射0.9%氯化钠（每小时20ml/kg），并且在儿童的神志和灌注改善之前，可以重复静脉注射。每次静脉注射后，都应该重新评估患者的水合状态，重新检测血浆电解质水平，特别是钠、钾、碳酸氢盐、葡萄糖。对静脉补液缺乏反应，往往预示着下一步可能会出现脓毒血症、休克或心脏或代谢的紊乱。

7.2.2.1　计算儿童需要补液量

（1）液体丧失

轻到中度脱水的儿童，尽量在第一个4h内补充他们的液体丧失量。根据脱水程度，在4h内给予补液50～100ml/kg，然后重新评估患儿的脱水状态。

（2）维持补液要求

儿童持续口服补液要求见表7-2。

（3）持续液体丧失

当补充持续丧失的液体时，推荐的液体剂量是每次稀便或水样便 10ml/kg，每次呕吐 2ml/kg。

表 7-2　儿童持续口服补液要求

体重（大致年龄）	每日需要量/（ml/24h）①	每小时需要量/（ml/h）①
<10kg（<1 岁）	100× 体重	4× 体重
10 ～ 20kg（1 ～ 5 岁）	1000+50×（体重 −10）	40+2×（体重 −10）
>20kg（>5 岁）	1500+20×（体重 −20）	60+1×（体重 −20）

① 最大补液量是 2400ml/24h 或 100ml/h。

（4）实例计算

一个体重为 15kg 的中度脱水儿童，每天排稀水样便 3 次，计算大体液体需要量。

补充液体丧失量：100ml/kg×15kg=4h 内给予 1500ml

接下来的每日液体需要量：

维持液体需要量：1000+50×（15−10）=1250ml/d

持续丧失量：（10ml/kg×15kg）×3 次稀水样便=450ml/d

共计：1700ml/24h（70ml/h）

7.2.3　成年人补液

评估脱水的最好的措施是计算体重损失百分比。

对于轻到中度脱水的成年人，可以考虑口服补液疗法。推荐以下疗法：

24h 内经口口服补液溶液 2 ～ 3L。

小剂量多次补充，如每 15 ～ 30min 补充 50ml，可具有很好的耐受性。冷却口服溶液可改善制剂口感。间断呕吐并不妨碍口服补液溶液的应用。

重度脱水的成年人，需要静脉注射 0.9% 氯化钠溶液。30min 内起始静脉注射剂量为 10ml/kg，接下来用含或不含钾的 0.9% 氯化钠补充大体的液体丧失量。起始 8h 内给予一半的剂量，剩余的剂量在接下来的 16h 内给予。

7.3 其他支持治疗

7.3.1 止吐药

应用在成年人急性胃肠炎中的止吐药包括多巴胺受体拮抗剂（如甲氧氯普胺、丙氯拉嗪）、抗组胺药（如异丙嗪）、5-HT$_3$受体拮抗剂（如昂丹司琼）。

在儿童中，多巴胺受体拮抗剂可引起锥体外系不良反应，应谨慎应用。已经被证实，在急性胃肠炎患儿中，昂丹司琼可以减少呕吐、改善口服补液溶液的摄入和减少静脉注射液体和住院治疗的需要，它耐受性良好，无镇静作用，并且不会引起锥体外系不良反应。然而，应用昂丹司琼可能会加重腹泻，可能是因为滞留的液体和毒素可以正常通过呕吐排除出去。

如果认为昂丹司琼可以应用，具体应用如下：

昂丹司琼8mg（儿童：0.15mg/kg，最大剂量8mg）每8~12h口服或静脉注射。片剂应该放在舌头上溶解。

7.3.2 抗动力药

在患有急性腹泻的婴儿和儿童中，抗动力药绝对不能使用。在患有轻到中度急性腹泻的成年人中，抗动力药可能缓解一些症状。在旅行和工作时，抗动力药最显著的作用在于可以短期控制症状。在患有严重或血性腹泻的患者中，它们禁忌使用，因为可能有侵入机体的可能性。在患有严重炎性肠病的患者中禁忌使用抗动

> 患有急性腹泻的婴儿和儿童绝对不能使用抗动力药。

力药，因为可能有发生毒性巨结肠的风险。如果认为抗动力药可以使用，具体应用如下：

1 每次排出不成形大便后，口服洛哌丁胺，首次剂量4mg，然后口服2mg，每日最大剂量16mg；

或

2 地芬诺酯5mg和阿托品0.05mg口服，起始每日3～4次，一旦症状改善，需要减少剂量。

在患有腹泻和伴有腹痛或头痛的患者中，可以考虑使用可待因。

在急性腹泻的治疗中，吸附剂如药用炭或含有白陶土和果胶的合剂并没有被证实有效。它们可能会干扰其他药物的吸收，不应该被使用。

7.3.3 益生菌

某些益生菌菌株，如乳酸菌、酵母菌，被证实在患有急性胃肠炎的患儿中可以减少腹泻的持续时间，可能是有用的辅助治疗。应该注意的是，益生菌的应用可能会与发生脓毒症的风险和抗生素抵抗的进展相关。

7.3.4 锌补充剂

来自发展中国家的研究证实，锌补充剂可以减少5岁以下儿童腹泻的严重程度和持续时间。然而，在发达国家，锌补充剂的作用需要进一步评价，锌补充剂只是在营养不良的儿童中被推荐使用（小于6个月的儿童，每日口服10mg；6个月或大于6个月的儿童，每日口服20mg，可以应用10～14日）。

7.4 存在合并疾病和长期用药的患者

胃肠炎可以减少某些药物的吸收，应该通知患者某些药物可能会出现药效下降，如复合口服避孕药。如果患者处于脱水或不能进食的状态，一些其他药物可能会引起不良反应，如非甾体抗炎药、血管紧张素转换酶抑制药、血管紧张素Ⅱ受体阻滞药、利尿药、地高辛、华法林、二甲双胍、锂剂。

对原发性肾上腺功能不全和糖尿病患者急性疾病的治疗，具体见《治疗指南：内分泌分册》。

7.5 短暂的乳糖不耐受

肠蠕动在急性感染性腹泻后1～2周内会持续有轻微的松弛。在一次严重的肠炎后，可能会出现乳糖不耐受（见第97～100页）的现象，但在婴幼儿中，往往是暂时性的。喝奶后出现泡沫便、稀水样便、爆破样便（可能会引起肛周抓痕），往往提示乳糖不耐受。对于仍然需要配方奶粉或奶的儿童，如果怀疑乳糖不耐受，建议临时改变喂养，给予2～4周低乳糖和大豆配方奶粉喂养（见表6-2）。虽然在成年人和年长儿中，乳糖不耐受的现象比较常见，但是它也可能是由于一次急性胃肠炎导致的。

7.6 病毒感染

在澳大利亚和其他的发达国家，病毒性胃肠炎是引起急性腹泻最常见的原因。引起病毒性胃肠炎最常见的4种病毒是轮状病毒、诺如病毒、肠腺病毒和星状病毒。在全世界，轮状病毒引起的胃肠炎是最常见的，特别是在幼儿，具有很高的发病率和死亡率。轮状病毒感染主要在秋冬季发生，并常伴随有发热和呕吐的症状。

尽管在摄入了被污染的食物和水以后，可能会出现诺如病毒或其他杯状病毒的感染，但大部分病毒性胃肠炎通过粪-口途径传播。在一些轮状病毒和诺如病毒的暴发流行中，可能会存在通过呕吐物的气溶胶传播。通过接触感染患者或体液，可能发生人与人之间的传播，因为感染性接种物相对较少。

在免疫受损的人群中，巨细胞病毒可能会引起严重的胃肠道感染，这经常会被认为是在免疫抑制以后，潜在疾病的复活。

7.6.1 轮状病毒

轮状病毒是引起幼儿肠道感染最常见的病毒。大部分儿童到5岁时已经感染了轮状病毒，接下来的感染可能会比较轻或没有症状。婴儿感染可能比较严重，可能会导致脱水，甚至危及生命。潜伏期往往比较短暂，常为 1～3 天，接下来常为 1～3 天的呕吐和发热，4～5 天的腹泻。补液和支持治疗是主要的治疗方案。口服轮状病毒疫苗是婴儿常规免疫接种计划中的一部分，可能有大约70%的有效率。

在成年人中，轮状病毒感染倾向于症状轻微或没有症状，可能是因为以前暴露而获得了免疫力。

7.6.2　诺如病毒

在成年人和年长儿中，诺如病毒可能是引起胃肠炎最常见的原因。突发的严重喷射性呕吐是这类感染最显著的症状。诺如病毒感染潜伏期比较短，常为 24～48h，以呕吐为主要症状，接下来是 48～72h 的水样腹泻。它常常在巡航船、养老院或其他的一些公共场所暴发，并且特定地发生在冬季的几个月份。因为感染性接种物量很低（少于100个病毒微粒），所以人与人之间的传播较常见。为防止扩散，需要执行严密的感染控制预防措施。治疗上主要是对症治疗，补液仍然是最重要的治疗。目前尚没有可用的疫苗。

7.6.3　腺病毒

腺病毒可引起从结膜炎到呼吸道感染的广泛的临床综合征。急性胃肠炎主要是由血清40型和41型腺病毒引起，并且主要发生在婴幼儿。在免疫受损的患者，如器官移植的受体，可出现严重的感染。许多感染可以是没有症状的。腺病毒感染通常是以发热和呕吐、腹泻为主要症状，通常具有自限性。治疗上主要是以补液为主的支持治疗。目前尚没有可用的疫苗。

7.6.4　星状病毒

目前认为，星状病毒是引起儿童腹泻的一个重要原因。

它们主要经过粪-口途径传播，常在学校和日间住院治疗期间暴发。它引起的临床疾病与轮状病毒相似，但总体来说较为轻微。它潜伏期一般为3～4天，常表现为5天或5天以内的腹泻，呕吐症状并不明显。这种疾病通常是自限性的，治疗上主要是支持治疗。目前尚没有可用的疫苗，并且这种病原体在目前的病原体检测中不被常规检测。

7.6.5 巨细胞病毒

在免疫受损的人群中，巨细胞病毒（CMV）可引起严重的胃肠道感染，这在接受过器官移植、造血干细胞移植、HIV病毒感染晚期、严重疲劳的成年人患者中常见。它可以合并溃疡性结肠炎，表现为疾病明显加重。这种疾病可以累及胃肠道的任何部位，但以累及结肠最为常见，表现为伴或不伴发热的腹痛和腹泻。它可以引起溃疡性食管炎。诊断依赖于在活检组织中检出巨细胞病毒。

治疗的基础仍然是更昔洛韦，由于生物利用度较低，可以静脉应用。在治疗轻到中度感染时，可以应用前体药物缬更昔洛韦口服。一旦患者对静脉注射更昔洛韦治疗有稳定反应时，口服缬更昔洛韦可以作为降阶梯治疗。具体应用如下：

1 更昔洛韦5mg/kg静脉注射，每12h一次，疗程14天；或

1 缬更昔洛韦900mg口服，每12h一次，疗程14天。

如果巨细胞病毒血症持续存在，可能会有复发的风险，因此需要延长治疗时间。为确保反应，治疗中应检测巨细胞病毒载量。

经证实，当巨细胞病毒载量增长时，可出现更昔洛韦抵抗现象，可伴有或不伴有复发的症状。这与现有的抵抗检测试验相一致。如果证实存在更昔洛韦抵抗或有应用更昔洛韦禁忌，可以用：

膦甲酸90mg/kg静脉注射，每12h一次，疗程14天。

维持治疗并不经常应用，但维持治疗对于一些慢性严重免疫抑制的患者，可能是必要的。

7.7 细菌感染

在成年人或年长儿中，细菌性腹泻（如空肠弯曲菌、沙门菌、肠病原性或肠毒性大肠埃希菌）通常是自限性的，不需要抗生素治疗。在大部分病例，等到病因能从大便标本中被证实的时候，临床症状已开始稳定。经验性治疗的主要目标是达到和维持足量的液体（见第108～111页）。具体的抗感染治疗如下文所述。

弯曲菌、沙门菌、大肠埃希菌是引起细菌性肠炎最常见的原因。随着地理位置的不同，发病率有所差异。

难辨梭菌是引起医疗相关性肠炎最重要的细菌学原因，并且目前发病率在全世界持续增长。

在大部分细菌性肠炎病例中，抗生素没有被要求使用或认为不合适。抗生素的作用主要是缩短和减轻临床过程的严重程度，防止严重的肠外并发症，通过减少病原微生物的排泄以减少感染扩散。在婴儿细菌性腹泻的治疗中应更积极地应用抗生素，因为婴儿细菌性腹泻发展为严重脓毒症的风险更大。

7.7.1 抗生素相关性腹泻

在大部分抗生素相关性腹泻病例中，是检测不到病原菌的，且抗生素相关性腹泻的原因尚未被证实。如果可能，停用一切可能会导致症状的抗生素。有证据表明，预防性应用益生菌能降低抗生素相关性腹泻的发生率，但并没有建立药物的合理配伍，因此益生菌没有被推荐常规应用。在免疫受损的患者中，偶尔会发生一些益生菌相关性菌血症。

治疗指南：胃肠病分册

由难辨梭菌引起的抗生素相关性腹泻的相关信息，见下文。

7.7.2　弯曲菌肠炎

弯曲菌肠炎是一种经食物传播的人畜共患病，通常具有自限性。严重或持续时间很长的病例，需要使用抗生素治疗。妊娠晚期患者，或特定人群（如免疫受损患者、婴儿、体质较弱的成年人），都可以使用抗生素治疗。使用：

1　阿奇霉素500mg（儿童：10mg/kg，最大剂量500mg）口服，每日1次，疗程3天；

或

1　环丙沙星500mg（儿童：12.5mg/kg，最大剂量500mg）口服，每12h一次，疗程3天；

或

1　诺氟沙星400mg（儿童：10mg/kg，最大剂量400mg），疗程5天。

弯曲菌对大环内酯类和喹诺酮类抗生素的耐药性明显增加。如果遇到耐药病例，需要寻求专科医师的意见。

无症状的接触者不需要粪培养或治疗。

7.7.3　难辨梭菌感染

难辨梭菌引起了许多严重的抗生素相关性腹泻病例。感染会发生在抗生素治疗过程中的任何时候，时间最长的可发生在抗生素治疗后的几个月。暴露于广谱抗生素（如头孢菌素类、喹诺酮类、林可酰胺类），是发生难辨梭菌感染的一个重要高危因素。在全世界，已经有报道称，暴发了包括PCR核糖型027在内的超毒力菌株。一些超毒力菌株的暴发与广谱抗生素的应用相关，如莫西沙星。为防止医院内播散和暴发，控制医院抗生素的使用和相关感染控制措施（附加接触预防措施）是必要的。

在暴露于化疗药物之后，可能会发生难辨梭菌感染，并且即使没有暴露于任何刺激性物质，偶尔也会发生难辨梭菌感染。对于难辨梭菌感染和治疗以后的复发，胃酸抑制剂的应用是一个额外的高危因素。

难辨梭杆菌或它的毒素偶尔可以引起婴儿发病，尤其是新生儿；也可引起一些成年人发病，但缺乏症状。不需要治疗没有症状的感染。

对于**轻到中度感染**，尽可能停用一切相关的抗生素并应用：

甲硝唑400mg（儿童：10mg/kg，最大剂量400mg），口服或经由鼻胃管，每8h一次，疗程10天。

对于不能耐受口服制剂的患者，可以静脉内应用甲硝唑（剂量见下文）。

对于**重度感染**的患者，往往有以下表现：白细胞计数＞15×10^9/L、剧烈腹痛、血肌酐升高、血乳酸升高、低血清白蛋白或器官功能障碍。使用：

万古霉素125mg（儿童：3mg/kg，最大剂量125mg），口服或经鼻胃管，每6h一次，疗程10天[1]。

静脉内应用万古霉素进行抗难辨梭菌治疗是无效的。

一些复杂的病例，如低血压或休克、肠梗阻、巨结肠，**除应用万古霉素外**，还需使用：

甲硝唑500mg（儿童：12.5mg/kg，最大剂量500mg），静脉内应用，每8h一次，疗程10天。

在合并肠梗阻的严重病例中，除口服或经鼻胃管给予万古霉素和静脉内应用甲硝唑以外，万古霉素还可以保留灌肠

---

[1] 万古霉素注射制剂可以口服使用。将500mg万古霉素粉末溶解在10ml水中，计算浓度为125mg/2.5ml，可口服或经鼻胃管给药。在应用万古霉素之前可以加入调味糖浆以改善口感。

（500mg溶解在100ml 0.9%氯化钠溶液中，经直肠给药，每6h一次）。

严重感染的患者，在出现器官功能障碍后，预后较差，需要早期手术。严重感染，尤其是进展为毒性巨结肠的患者，需要进行结肠切除术才能存活。对于每一个严重感染的患者，都应该寻求专科医师的意见。

在经过1个月的有效治疗后，难辨梭菌试验结果通常会保持阳性，因此，通常不需要在1个月内重复进行难辨梭菌试验。只有那些在经过有效治疗后，仍然有症状的患者才重复进行难辨梭菌试验。

疾病复发是一个难题，需要寻求专科医师意见。重复使用甲硝唑，或在严重疾病复发时重复使用万古霉素通常是有效的。许多治疗方案，如脉冲剂量或递减万古霉素用量已经开始应用，但证实它们确实有效的证据不足。已经在治疗中取得成功的其他抗生素有口服杆菌肽❶、夫西地酸钠、替加环素和硝唑尼特❷。粪便细菌疗法又称大便移植，对于顽固性复发疾病可能有用，但存在巨大的逻辑问题。

关于诊断和治疗难辨梭菌感染的更多信息，见由澳大利亚感染病学会制定的指南❸。

7.7.4 肠出血性大肠埃希菌性肠炎

大肠埃希菌中产志贺毒素的菌株感染，如0157∶H7或0111∶H8，可能会引起血性腹泻，可能导致进行性溶血性尿毒症或血栓形成性血小板减少性紫癜，尤其对于儿童。不应

❶ 因为没有可以应用的商业剂型，所以必须临时配制杆菌肽。

❷ 硝唑尼特尚未在澳大利亚注册使用，但可通过Special Access Scheme获得。电话：(02) 6232 8111，网址：www.tga.gov.au/hp/sas.htm。

❸ Cheng AC, Ferguson JK, Richards MJ, Robson JM, Gilbert GL, McGregor A, et al. Australasian Society for Infectious Diseases guidelines for the diagnosis and treatment of Clostridium difficile infection. Med J Aust, 2011, 194(7): 353-358。

使用抗生素，因为它们可能会增加毒素的释放，进一步可能会增加进行性溶血性尿毒症的危险。

7.7.5 沙门菌性肠炎

对于沙门菌性肠炎，抗生素治疗并不是常规推荐治疗，因为它通常无临床益处，还可能延长病原微生物的排出时间。抗生素不适用于无症状的短期携带状态的患者。

然而，抗生素治疗可能对婴儿或病情严重患者（如需要住院）、脓毒症患者或人工血管患者有帮助。重症好发于营养不良或小于3个月的婴儿，或免疫抑制、胃酸缺乏、高龄的患者。应用：

1 首日阿奇霉素1g（儿童：20mg/kg，最大剂量1g），口服；之后500mg（儿童10mg/kg，最大剂量500mg），每日1次，再用6天，总疗程7天；

或

1 环丙沙星500mg（儿童：12.5mg/kg，最大剂量500mg），口服，每12h一次，疗程5～7天。

如果不能耐受口服治疗，初始治疗使用：

1 头孢曲松2g（儿童：50mg/kg，最大剂量2g），静脉滴注，每日1次，直至口服阿奇霉素或头孢曲松可耐受；

或

1 环丙沙星400mg（儿童：10mg/kg，最大剂量400mg），静脉滴注，每12h一次，直至口服环丙沙星可耐受。

7.7.6 志贺菌属（细菌性痢疾）

虽然抗生素治疗对缓解轻度细菌性痢疾的症状并不是必需的，但它还是被推荐用于所有病例，这源于公众健康的需要，因为这种病原菌只要很少菌量就可以导致感染，而且容易在人与人之间传播。

志贺菌属对抗生素的敏感性在各国有很大差别，在很多地区可以见到多重耐药菌株。必须根据大便细菌培养和药敏试验的结果来合理使用抗生素。使用：

1　环丙沙星500mg（儿童：12.5mg/kg，最大剂量500mg），口服，每12h一次，疗程5天；

或

1　诺氟沙星400mg（儿童：10mg/kg，最大剂量400mg），口服，每12h一次，疗程5天；

或

1　甲氧苄啶160mg+磺胺甲噁唑800mg［>2个月儿童：（4+20）mg/kg，最大剂量（160+800）mg］，口服，每12h一次，疗程5天。

7.7.7　伤寒和副伤寒发热（肠热病）

对于伤寒和副伤寒发热的治疗，见《治疗指南：抗生素分册》。

7.7.8　霍乱弧菌（霍乱）

霍乱是由血清型O1和O139的霍乱弧菌引起的。霍乱在澳大利亚比较少见，偶尔可以在澳大利亚北部见到，主要是通过接触疫水获得。有时也可以在返回的旅行者或来自于正在流行霍乱的国家的近期移民中见到。

补液（第108～111页）是治疗霍乱的基础。抗生素治疗可以减少腹泻的量和持续时间。使用：

1　阿奇霉素1g（儿童：20mg/kg，最大剂量1g），口服，单次服用；

或

1　环丙沙星1g（儿童：25mg/kg，最大剂量1g），口服，单次服用。

目前，抗生素耐药菌株在一些地区常见。对临床治疗失败的病例，治疗应有体外敏感性数据的指导。

对于前往暴发霍乱国家旅行的人，可以使用口服霍乱疫苗。据报道，有效率在60%～80%[1]。

7.7.9 副溶血性弧菌和其他非霍乱弧菌

在进食被污染的贝壳类动物后，可能会出现非霍乱弧菌肠炎。它通常是自限性的，但是一些严重或顽固性病例，在治疗上同细菌性痢疾一样（见第120页）。

7.7.10 耶尔森小肠结肠炎

小肠结肠炎耶尔森菌可引起一系列疾病，其中包括急性小肠结肠炎、肠系膜淋巴结炎和伴或不伴有腹泻的咽炎。通常被认为是一种经食物传播的疾病。现在已经很好地认识到了感染后的一些并发症，如活动性关节炎和结节性红斑。

对免疫缺陷患者，抗微生物治疗的价值并没有确定；而且，因为很多急性感染是自限性的，抗生素并不适用。然而，对免疫受损患者或那些有慢性病或肠外疾病的患者，可以使用：

1 环丙沙星500mg（儿童：12.5mg/kg，最大剂量500mg），口服，每12h一次，疗程5天；

或

1 甲氧苄啶160mg+磺胺甲噁唑800mg［＞2个月儿童：（4+20）mg/kg，最大剂量（160+800）mg］，口服，每12h一次，疗程5天。

胃肠外应用庆大霉素治疗全身性疾病已经取得成功。据报道，中广谱的头孢菌素类抗生素治疗是失败的。

---

[1] 有关霍乱免疫的更多信息，见《澳大利亚免疫手册》（www.health.gov.au/internet/immunise/publishing.nsf/Content/Handbook-home）。

7.8 旅行者腹泻

腹泻是出国人群获得的最常见的疾病，它影响了20%～50%的发达地区和发展中地区的短期旅行者。病原菌非常广泛，最常见的病原菌是肠毒性大肠埃希菌。然而，根据旅行地点的不同，不同病原菌的发病率有所差异。在亚洲，沙门菌和弯曲菌引起的腹泻正在增长，诺如病毒感染则是巡游船上最常见的。

7.8.1 预防

只要遵循几个简单的预防措施，就可以大大地减少患旅行者腹泻的风险。这些预防措施包括选择新鲜的加热过的食物，带包装的面包，可剥皮的水果，瓶装、罐装或刚煮沸过的饮料。旅行者们应避免一些生的或未烹调过的食物，尤其是肉和海鲜、不新鲜沙拉、去皮水果、未经巴氏消毒灭菌的乳类或乳制品、没有煮沸的水或冰。路边小贩售出的食物往往是感染的最大风险。

对于包括儿童在内的健康旅行者，一般不推荐使用化学预防。化学预防只建议用于一小部分旅行者，他们可能有以下情况而增加腹泻严重度

> 一般不推荐健康旅行者使用化学预防。

和（或）并发症，如免疫缺陷、1型糖尿病、活动性炎性肠病、心力衰竭或肾衰竭、显著减少胃酸的情况和药物。

对旅行至高危地区、有明显不确定疾病的旅行者，使用：

1 诺氟沙星400mg（儿童：10mg/kg，最大剂量400mg），口服，每日1次；

或

2 环丙沙星500mg（儿童：12.5mg/kg，最大剂量500mg），口服，每日1次。

第7章 感染性腹泻

利福昔明和次水杨酸铋已经成功地应用在预防试验中[1]。一些地区已经出现了对喹诺酮类抗生素和利福昔明的耐药情况。推荐使用药物预防不应该超过3周。

对于肠毒性大肠埃希菌引起的旅行者腹泻，口服霍乱疫苗可以提供交叉保护，试验数据报道，有效性为60%。在澳大利亚，口服霍乱疫苗并没有被批准用做这个目的。

7.8.2 治疗

7.8.2.1 轻度

因为旅行者腹泻通常是自限性的，轻度病例只需应用液体对症治疗（见第108～111页），用或不用抗动力药如洛哌丁胺（见第111页）。儿童避免使用抗动力药。

7.8.2.2 中重度

与其他类型的腹泻一样，所有患者都应该补充液体和电解质。应用口服补液溶液补充液体对小儿尤其重要（见第108～111页）。

对于中度至重度疾病，抗生素显示有效，对于成年人，而且可能需要合并使用洛哌丁胺。抗动力药应避免用于儿童或存在发热或血性腹泻的患者。旅行者的自我治疗经常是可接受的。单一大剂量抗生素治疗通常是有效的。

1　阿奇霉素1g（儿童：20mg/kg，最大剂量1g），口服，单次服用；

　　或

1　诺氟沙星800mg（儿童：20mg/kg，最大剂量800mg），口服，单次服用。

如果应用了单一大剂量抗生素治疗后，症状没有改善，

---

[1]　利福昔明和次水杨酸铋尚未在澳大利亚注册使用，但可通过Special Access Scheme获得。电话：(02) 6232 8111，网址：www.tga.gov.au/hp/sas.htm。

或存在发热或血便，继续使用：

   1 阿奇霉素500mg（儿童：10mg/kg，最大剂量500mg），
口服，每日1次，疗程2～3天；

   或

   1 诺氟沙星400mg（儿童：10mg/kg，最大剂量400mg），
口服，每12h 1次，疗程2～3天；

   或

   2 环丙沙星500mg（儿童：12.5mg/kg，最大剂量500mg），
口服，每12h 1次，疗程2～3天。

   革兰阴性菌对喹诺酮类抗生素耐药的迅速出现，尤其在
南亚，可能会减少诺氟沙星和环丙沙星的有效性。

7.8.3 归途后旅行者的慢性腹泻

   对归途后旅行者的慢性腹泻，治疗措施取决于对可能病
原菌的准确诊断或对非感染原因的识别，如乳糖不耐受或腹
部疾病。询问旅行经历的细节，包括环境因素，可能提供有
关病因的重要线索。

   一般来说，调查应包括粪便镜检和培养。为诊断一些寄
生虫感染，可能需要多个大便标本。在一些病例，血清学检
查可能会有帮助，如阿米巴病、血吸虫病、类圆线虫病。大
部分病例找不到原因，并且很多患者在经过感染性腹泻后，
出现了肠易激综合征（见第79～85页）。

   临床强调确诊，而不是经验性治疗。然而，如果没有清
楚的诊断，也可以考虑对贾第鞭毛虫病试验性治疗（见第129
页）。如果症状持续，应寻求专科医师的建议。

第8章
胃肠道寄生虫感染

8.1　胃肠道原虫

原虫在人类粪便中常见，其临床意义总结见表8-1。非致病的共生的原虫同样普遍存在于有症状和无症状的人中，治疗对这些生物效果欠佳。

8.1.1　人芽囊原虫

人芽囊原虫❶的临床意义仍然是有争议的。一些研究显示，它与胃肠道症状无相关性。已证实在有症状患者中清除原虫可以改善治疗效果；然而，这个可能是另一种未被确认的肠道原虫被消除。当其他感染性和非感染性病因都被排除时，可考虑给有症状的患者使用甲硝唑［参见"肠贾第鞭毛虫（贾第虫病）"，第129页］或者甲氧苄啶+磺胺甲噁唑［参见"卡耶塔环孢子虫（环孢子虫感染）"，第128页］。

8.1.2　隐孢子虫属（隐孢子虫病）

在免疫功能正常的患者中，隐孢子虫病是一种急性自限性胃肠炎。对于免疫低下的患者可能发展为迁延、慢性及严重的疾病。对于免疫低下患者，感染可最大反映宿主免疫状态的改善。在艾滋病患者中，**抗反转录病毒治疗**与免疫重建可减少胃肠炎的持续时间和严重程度。蛋白酶抑制剂可能对隐孢子虫有直接抑制作用。

补充液体和电解质（见第108～111页）、抗动力药的使用（见第111页）是治疗的核心。如果需要用抗微生物治疗，

❶　人芽囊原虫最近被分类为一种真菌。

治疗指南·胃肠病分册

需予：

硝唑尼特500mg（1～3岁儿童：100mg；4～11岁儿童：200mg）口服，每12h一次，共3天。❶

表8-1　胃肠道原虫的临床意义[①]

纲	病原体	未确定的病原体	非致病性病原体
阿米巴纲	溶组织内阿米巴	迪斯帕内阿米巴 结肠内阿米巴 莫氏内阿米巴 哈门氏内阿米巴 夏氏内阿米巴 微小内蜒阿米巴 布氏嗜碘阿米巴	
鞭毛虫纲	肠贾第鞭毛虫 脆弱双核阿米巴	人毛滴虫 麦氏唇鞭毛虫 肠内滴虫 人肠滴虫	
纤毛虫纲	结肠小袋纤毛虫		
球虫纲	隐孢子虫属 贝氏等孢子球虫 （囊等孢虫属） 卡耶塔环孢子虫 肉孢子虫属		
微孢子虫纲	比氏肠微孢子虫 肠脑炎微孢子虫		
未分类[②]			人芽囊原虫

① 经Macmillan出版公司的许可，改编自Nature Clinical Practice Gastroenterology & Hepatology. Farthing MJ. Treatment options for the eradication of intestinal protozoa. Nat Clin Pract Gastroenterol Hepatol, 2006, 3(8): 436-445。

② 人芽囊原虫最近被分类为一种真菌。

---

❶　硝唑尼特尚未在澳大利亚注册使用，但可通过Special Access Scheme获得。电话：(02) 6232 8111，网址：www.tga.gov.au/hp/sas.htm。

8.1.3　卡耶塔环孢子虫（环孢子虫感染）

卡耶塔环孢子虫胃肠炎的临床特征与隐孢子虫病相似。使用：

甲氧苄啶160mg+磺胺甲噁唑800mg［大于2个月的儿童：（4+20）mg/kg，最大剂量（160+800）mg］口服，对于免疫健全的患者每12h一次，共7天；对于免疫力低下的患者服用10～14天。

用甲氧苄啶160mg+磺胺甲噁唑800mg［大于2个月的儿童：（4+20）mg/kg，最大剂量（160+800）mg］口服、每周3次的二级预防，被推荐用于CD4细胞计数＜200个/μl的感染艾滋病病毒患者预防复发的治疗。

环丙沙星效果欠佳，但可以作为磺胺过敏患者的替代治疗。

8.1.4　脆弱双核阿米巴

脆弱双核阿米巴感染可以无症状，但也可常常表现为腹痛、腹泻、恶心、呕吐和乏力等症状。治疗通常可改善症状。

对于有症状的患者，使用：

❶ 多西环素100mg（大于8岁的儿童：2.5mg/kg，最大剂量100mg）口服，每12h一次，共10天；

或

❷ 甲硝唑600mg（儿童：15mg/kg，最大剂量600mg）口服，每8h一次，共10天。

8.1.5　溶组织内阿米巴（阿米巴病）

致病种属的溶组织内阿米巴与非致病的迪斯帕内阿米巴和莫氏内阿米巴在显微镜下是完全相同的，但可以通过抗原检测、核酸检测来区分。

8.1.5.1　无症状携带者

对于无症状携带者的治疗（仅用腔剂）被推荐用于减少

疾病的传播及降低发展为侵袭性疾病的风险。使用：

巴龙霉素500mg（儿童：10mg/kg，最大剂量500mg）口服，每8h一次，共7天❶。

8.1.5.2 侵袭性阿米巴病

对于急性阿米巴性结肠炎（痢疾），使用：

1 替硝唑2g（儿童：50mg/kg，最大剂量2g）口服，每日1次，共3天❷；

或

2 甲硝唑600mg（儿童：15mg/kg，最大剂量600mg）口服，每8h一次，共7～10天。

对于阿米巴肝脓肿，应该在使用巴龙霉素前持续用5天替硝唑或14天甲硝唑，并且寻求专家意见。通常不需要经皮引流。

对于侵袭性阿米巴病（结肠炎或肝脓肿）的治疗应该接着腔剂的治疗以消除囊肿和防止复发。使用：

巴龙霉素500mg（儿童：10mg/kg，最大剂量500mg）口服，每8h一次，共7天❶。

8.1.6 肠贾第鞭毛虫（贾第虫病）

肠贾第鞭毛虫（又名蓝氏贾第鞭毛虫或十二指肠贾第鞭毛虫）是最常见的胃肠道原虫，可引起慢性腹泻。对于免疫健全的无症状携带者的治疗是有争议的。

对于有症状的患者，使用：

1 替硝唑2g（儿童：50mg/kg，最大剂量2g）口服，单次剂量❷；

---

❶ 巴龙霉素尚未在澳大利亚注册使用，但可通过Special Access Scheme获得。电话：(02) 6232 8111，网址：www.tga.gov.au/hp/sas.htm。

❷ 如果可能，替硝唑应该整片服用，如果必要时可将药片去皮、压碎，然后称量，拌入调味料。

或

2 甲硝唑2g（儿童：30mg/kg，最大剂量2g）口服，每日一次，共3天；

或甲硝唑400mg（儿童：10mg/kg，最大剂量400mg）口服，每8h一次，共5～7天；

或

3 硝唑尼特500mg（1～3岁儿童：100mg；4～11儿童：200mg）口服，每12h一次，共3天❶。

对于孕妇，用巴龙霉素［剂量参见溶组织内阿米巴（阿米巴病），第128页］。

治疗后症状复发可能归因于贾第鞭毛虫后乳糖不耐受（参见第113页）、再次感染或耐药。

8.1.7 贝氏等孢子球虫（囊等孢虫属）

贝氏等孢子球虫（囊等孢虫属），与隐孢子虫类似，对于免疫健全患者可引起一种自限性肠胃炎，对于包括艾滋病患者的免疫低下者可导致慢性腹泻。使用：

甲氧苄啶160mg+磺胺甲噁唑800mg［大于2个月的儿童：（4+20）mg/kg，最大剂量（160+800）mg］口服，每6h一次，共10天。

用甲氧苄啶160mg+磺胺甲噁唑800mg［大于2个月儿童：（4+20）mg/kg，最大剂量（160+800）mg］口服、每周3次的二级预防，被推荐用于CD4细胞计数＜200个/μl的感染艾滋病病毒患者预防复发的治疗。

8.1.8 微孢子虫

微孢子虫属（如肠脑炎微孢子虫、比氏肠微孢子虫）可

---

❶ 硝唑尼特尚未在澳大利亚注册使用，但可通过 Special Access Scheme 获得。电话：(02) 6232 8111，网址：www.tga.gov.au/hp/sas.htm。

能与免疫健全患者自限腹泻有关。它们可以引起免疫低下患者的慢性腹泻，尤其是艾滋病患者。也可表现为中枢神经系统感染、眼部感染、鼻窦炎、肌炎和播散性感染。

对于艾滋病患者，**免疫重组抗反转录病毒疗法**与微生物和临床反应有关。蛋白酶抑制剂可能对微孢子虫有直接抑制作用。

肠脑炎微孢子虫可表现为腹泻、可传染的感染和浅表性角结膜炎。对于治疗，使用：

阿苯达唑400mg（体重≤10kg的儿童：200mg）口服，每12h一次，共21天。

治疗可缓解症状，但是常常复发。

比氏肠微孢子虫可表现吸收不良、腹泻和胆管炎。对于比氏肠微孢子虫，阿苯达唑常常没用。烟曲霉素❶（20mg口服，每8h一次，共14天）可能有效，但是不良反应可能是个问题。

8.2 胃肠道蠕虫

8.2.1 犬钩虫（嗜酸粒细胞性肠炎）

犬钩虫（犬钩虫）导致的嗜酸粒细胞性肠炎可以用阿苯达唑或甲苯咪唑治疗［见下文"十二指肠钩虫和美洲钩虫（钩虫病）"］或内镜下去除寄生虫。

犬钩虫也可以引起皮肤幼虫移行症（见《治疗指南：皮肤病分册》）。

8.2.2 十二指肠钩虫和美洲钩虫（钩虫病）

治疗十二指肠钩虫和美洲钩虫（钩虫病），使用：

---

❶ 烟曲霉素尚未在澳大利亚注册使用，但可通过Special Access Scheme获得。电话：(02) 6232 8111，网址：www.tga.gov.au/hp/sas.htm。

1 阿苯达唑400mg（体重≤10kg的儿童：200mg）口服，单次给药；

或

1 甲苯咪唑100mg（体重≤10kg的儿童：50mg）口服，每12h一次，共3天；

或

2 噻嘧啶（成人和儿童）10mg/kg（最大剂量1g）口服，每日1次，共3天。

8.2.3 人蛔虫（蛔虫病）

治疗人蛔虫（蛔虫病），使用：

1 阿苯达唑400mg（体重≤10kg的儿童：200mg）口服，单次给药；

或

2 甲苯咪唑100mg（体重≤10kg的儿童：50mg）口服，每12h一次，共3天；

或

3 噻嘧啶（成人和儿童）10mg/kg（最大剂量1g）口服，单次给药（如果感染严重，7天后再重复）。

8.2.4 蛲虫（蛲虫病）

治疗蛲虫（蛲虫病），使用：

1 阿苯达唑400mg（体重≤10kg的儿童：200mg）口服，单次给药；

或

1 甲苯咪唑100mg（体重≤10kg的儿童：50mg）口服，单次给药；

或

1 噻嘧啶（成人和儿童）10mg/kg（最大剂量1g）口服，单次给药。

根据再感染和自体感染的频率可以考虑2周后给第2个剂量。

8.2.5 肝吸虫

人类肝吸虫包括肝片吸虫、华支睾吸虫、麝猫后睾吸虫。

治疗肝片吸虫，使用：

三氯苯达唑（成人和儿童）10mg/kg随餐口服，单次给药。❶

严重病例，可能在12～24h之后需要第2个剂量。

治疗华支睾吸虫、麝猫后睾吸虫，使用：

吡喹酮（成人和儿童）25mg/kg随餐口服，每12h3个剂量。

8.2.6 棘球蚴病（包虫病）

对于棘球蚴病（包虫病）的管理，见《治疗指南：抗生素分册》。

8.2.7 血吸虫（血吸虫病）

对于血吸虫（血吸虫病）的管理，见《治疗指南：抗生素分册》。

8.2.8 粪类圆线虫病

对于免疫健全患者粪类圆线虫病的治疗，使用：

1 伊维菌素（成人和体重＞15kg的儿童）200µg/kg，第1天随脂餐口服，7～14天后可以重复；

或

2 阿苯达唑400mg（体重≤10kg的儿童：200mg）随脂

---

❶ 三氯苯达唑尚未在澳大利亚注册使用，但可通过 Special Access Scheme 获得。电话：(02) 6232 8111，网址：www.tga.gov.au/hp/sas.htm。

餐口服，每日1次，共3天，7～14天后可以重复。

对于免疫低下患者，为了降低复发率，使用：

伊维菌素（成人和体重＞15kg的儿童）200μg/kg，在第1、2、15、16天随脂餐口服。

免疫低下的患者可能发展为播散综合征（高度感染），而且可能要求更长疗程的治疗。需寻求专家建议。

8.2.9　绦虫感染

8.2.9.1　猪肉绦虫和牛肉绦虫

治疗猪肉绦虫或某些不明的物种引起的绦虫病❶，可用：

氯硝柳胺2g（儿童：50mg/kg，最大剂量2g）口服，单次给药。❷

治疗牛肉绦虫所致的绦虫病，可用：

1　吡喹酮（成人和儿童）10mg/kg口服，单次给药；或

2　氯硝柳胺2g（儿童：50mg/kg，最大剂量2g）口服，单次给药。❷

8.2.9.2　微小膜壳绦虫（短膜壳绦虫）

微小膜壳绦虫（短膜壳绦虫）感染常常是无症状的，但可能引起腹泻。可用：

吡喹酮（成人和儿童）25mg/kg口服，单次给药（如果感

---

❶　猪囊虫病是猪肉绦虫的幼虫阶段（见《治疗指南：抗生素分册》）。在猪肉绦虫感染中有隐性感染猪囊虫病的风险。使用如吡喹酮这种药物既可以有效控制深部组织感染［包括中枢神经系统感染（脑囊虫病）］，又可以治疗诱发的炎症反应。

❷　氯硝柳胺尚未在澳大利亚注册使用，但可通过Special Access Scheme获得。电话：(02) 6232 8111，网址：www.tga.gov.au/hp/sas.htm。

染严重可以7天后再重复）。

8.2.10 鞭虫

治疗鞭虫，可用：

1 阿苯达唑400mg（体重≤10kg的儿童：200mg）口服，每日1次，共3天；

或

2 甲苯咪唑100mg（体重≤10kg的儿童：50mg）口服，每12h一次，共3天。

8.2.11 社区蠕虫规划

国外一些研究表明，针对年龄的化学治疗可改善严重肠道蠕虫暴露区域的营养和生长。在选定的土著社区这种感染是地方性的，对于6个月至12岁的孩子，可用：

阿苯达唑400mg（体重≤10kg的儿童：200mg）口服，每4～6个月单次给药。

第9章
憩室病

9.1 憩室

　　憩室是指结肠黏膜经肠壁肌层缺损处向外疝处形成囊状突出。它可发生于结肠任何部位，但多见于左半结肠（即乙状结肠和降结肠）。与高加索人种相比，右半结肠憩室更常见于亚洲人种、年轻人。

　　憩室的发生率随着年龄增加而增长，80岁以上的人将近一半患有本病。本病在西方发达国家十分常见，女性患病率高于男性。

　　憩室的形成被认为是由于肠腔内压力增高，迫使黏膜穿过由于动脉穿行而变薄的肌层所导致。西方低纤维素饮食使得粪便容积减小，迫使肌层加强收缩，进而使肠腔内压力增高，导致此病的发生。

　　非复杂性憩室病通常是无症状的。少部分患者可有下腹部绞痛或者是不规律的排便习惯，通常是便秘和腹泻交替。

　　结肠镜检查发现的憩室或者以憩室炎（见第137页）为首发症状的患者，通常被建议进高纤维素饮食、多饮水。这有助于缓解非复杂性憩室病患者的症状，但目前没有证据支持它可以降低憩室病的进一步进展。

　　研究证实，憩室炎的发生主要与憩室内粪便的嵌顿有关（而非食物因素）。因此预防憩室炎主要的策略是保持大便柔软（见"功能性便秘"，第86～96页）。没有有效的证据支持患者应该避免进食"果核、坚果和种子"，尽管患者常被如此建议。

　　憩室病的并发症包括局限性感染（憩室炎）、局部穿孔和脓肿形成、广泛穿孔和腹膜炎、狭窄导致的梗阻、瘘和出血。近20%的憩室病患者存在并发症。憩室炎应给予内科保守治疗，大部分憩室出血可自行止血，但其他并发症可能需要外科手术处理。

有关憩室病的更多信息可从澳大利亚胃肠病学会获得（www.gesa.org.au）。

9.2 憩室炎

结肠憩室合并炎症时称为憩室炎，其程度可由亚临床局部炎症至穿孔所致的弥漫性腹膜炎。临床上常表现为左下腹部疼痛（常同时存在排便习惯的改变）和发热。反跳痛提示腹膜受累。

9.2.1 轻型憩室炎

75%的憩室炎发作是非复杂性的（即无明显的穿孔或脓肿形成）。若患者仅表现为轻度腹痛和腹部压痛，无系统性症状，可于门诊诊治。建议有症状期间低渣饮食（见"克罗恩病"，第159页）。

轻型憩室炎患者的治疗，临床上常应用阿莫西林+克拉维酸与甲硝唑联用，而实际上甲硝唑并不能显著扩大前两者的抗菌谱。公认的指南[1]建议使用阿莫西林+克拉维酸的单一用药。

轻型感染者，使用：

1 阿莫西林875mg+克拉维酸125mg，口服，每12h一次，疗程5天；

或联合使用

---

[1] Murphy T，Hunt RH，Fried M，Krabshuis JH. World Gastroenterology Organisation practice guidelines: diverticular disease. Milwaukee: WGO, 2007. <www.worldgastroenterology.org/diverticular-disease.html>

1 头孢氨苄 500mg，口服，每6h一次，疗程5天；

加用

甲硝唑 400mg，口服，每12h一次，疗程5天。

青霉素速发型超敏反应者❶，使用：

甲硝唑 400mg，口服，每12h一次，疗程5天；

加用

甲氧苄啶 160mg+磺胺甲噁唑 800mg，口服，每12h一次，疗程5天。

若治疗48 ～ 72h没有明显改善，建议行腹部CT明确是否复杂性憩室炎（如腹腔内积液）。一旦明确为复杂性憩室炎，则立即按照重型憩室炎处理（见下文）。

若患者为首次憩室炎发作，建议结肠镜检查确定诊断，但至少距发病6周以上，因为憩室炎急性期行结肠镜检查发生并发症的风险大。根据临床标准诊断的憩室炎患者中有33%的为误诊。

少于30%的憩室炎患者有第二次发作。

9.2.2 重型或复杂性憩室炎

临床上有显著的系统性症状（高热、明显的反跳痛）的患者，或门诊治疗效果不佳的轻型憩室炎患者，应收入院治疗。

重型憩室炎患者应给予肠道休息、静脉补液及抗生素治疗。若治疗效果不佳，应在24h内完善腹部CT检查。

推荐抗生素疗法：

阿莫西林/氨苄西林 1g，静脉滴注，每6h一次；

加用

---

❶ 速发型超敏反应（IgE介导）的特点是用药后1～2h内出现荨麻疹、血管性水肿、支气管痉挛或其他过敏反应。更多关于青霉素超敏反应的信息，参见《治疗指南：抗生素分册》。

庆大霉素4～6mg/kg（重症脓毒症者用7mg/kg），静脉滴注，首剂一次；以后根据肾功能决定给药间隔，最多再给药1～2次（氨基糖苷类的剂量参见《治疗指南：抗生素分册》）；

加用

甲硝唑500mg，静脉滴注，每12h一次。

若静脉治疗需要72h以上，停用上述含有庆大霉素的疗法，使用下述哌拉西林+他唑巴坦或替卡西林+克拉维酸疗法。

若氨基糖苷类药物禁忌❶，作为单一药物，使用：

1　哌拉西林4g+他唑巴坦0.5g，静脉滴注，每8h一次；

或

1　替卡西林3g+克拉维酸0.1g，静脉滴注，每6h一次。

对青霉素过敏的患者（不包括速发型超敏反应者）❷，使用：

甲硝唑500mg，静脉滴注，每12h一次；

加用

1　头孢曲松1g，静脉滴注，每日1次；

或

2　头孢噻肟1g，静脉滴注，每8h一次。

对青霉素速发型超敏患者❷，请咨询专家意见。

非复杂性憩室炎并接受外科治疗的患者，继续应用抗生素治疗7天。

当患者体温正常24～48h以后，可改为口服抗生素继续治疗（见"轻型憩室炎"，第137页）。临床症状缓解，可给予低渣饮食（见"克罗恩病"，第159页）。

---

❶　氨基糖苷类抗生素忌用于既往应用此类抗生素出现前庭或听觉毒性的患者，或严重的超敏反应（罕见）。

❷　速发型超敏反应（IgE介导）的特点是用药后1～2h内出现荨麻疹、血管性水肿、支气管痉挛或其他过敏反应。更多关于青霉素超敏反应的信息，参见《治疗指南：抗生素分册》。

9.2.3 憩室炎的外科治疗

当憩室炎患者出现以下情况时，考虑外科急诊手术治疗：

- 穿孔相关的腹膜炎；
- 经皮穿刺引流效果不佳的脓肿；
- 肠梗阻。

当憩室与邻近脏器之间有瘘管形成时，建议择期手术。若患者有2次以上重型憩室炎发作（如需要住院治疗者），建议（但不是必须）择期手术治疗。

9.2.4 憩室出血

憩室病患者合并出血的发生率小于15%，却是下消化道大出血最常见的病因。常发生于服用抗血小板药物、非甾体抗炎药物和抗凝血药的患者。

憩室出血起病突然，出血量显著，但80%的患者会自行停止，仅30%的患者会发生再出血。与憩室病好发于左半结肠不同，憩室出血更多见于右半结肠。

由于憩室出血量可能较大（其中33%的患者需要紧急输血），患者应收入院，给予监护、禁食及静脉补液治疗。

大部分出血通常会自行停止。持续出血的患者可行红细胞扫描、CT血管造影或急诊结肠镜明确出血的部位。出血的血管可经急诊结肠镜及内镜下技术或选择性血管造影及栓塞术进行止血治疗。

存在以下情况的持续出血者，考虑急诊外科手术治疗：

- 复苏后血流动力学仍不稳定者；
- 需要6个单位以上输血者；
- 内镜或介入治疗止血失败者（若技术可用）。

第10章
炎性肠病

10.1　定义及治疗的一般原则

炎性肠病，包括溃疡性结肠炎和克罗恩病，是一组慢性的、易复发的、免疫相关性的肠道炎性病变，也可以出现一系列肠外表现。遗传与环境因素也与这类疾病的发生密切相关。许多治疗药物有很严重的不良反应。针对这些情况开展了一定程度的试验——药物试验如果对治疗无效，就会有其他治疗选择。患者的早期反应也作为调整治疗方案的参考。临床试验中安慰剂治疗占到20%的比率。

炎性肠病往往进展迅速，治疗的目的是改变疾病的自然发展过程和它的长期预后，而不是仅仅控制临床症状。这反映在现在早期的疾病修饰药物的介入（如免疫调节药物和生物治疗），而不再一味坚持效果相对较差的药物（如氨基水杨酸盐、糖皮质激素）。随着TNF-α靶向药物（如英夫利昔单抗、阿达木单抗）有效性的不断提高，人们对于炎性肠病的预后有了更多的期待。

许多患者需要情感支持。通过澳大利亚克罗恩病与结肠炎协会与其他患有炎性肠病的患者进行联系与交流通常是有益的（见附录2）。溃疡性结肠炎和克罗恩病必须与显微镜下结肠炎（它包括淋巴细胞性结肠炎和胶原性结肠炎）区分，其结肠黏膜的表现在肉眼下正常但是具有炎症的组织学特征。

可以通过澳大利亚胃肠病学会网站了解关于炎性肠病的相关知识（www.gesa.org.au）。

10.2 溃疡性结肠炎

溃疡性结肠炎是结肠的黏膜组织病变，病变从肛门至盲肠均可累及。疾病的诊断主要靠内镜下表现和组织学特征，同时排除其他感染性原因（通过粪便化验）。

10.2.1 治疗目的和临床用药

药物治疗的目的是为了诱导急性期的缓解，尽量避免应用糖皮质激素，同时预防复发。疾病的严重程度和累及结肠的部位决定了用药种类和剂量。一般而言，如果病变较轻，对于单纯性直肠炎的局部给药治疗通常是有效的，而对于远端结肠炎（左半结肠），局部给药与口服药物联合治疗则是最佳方案。如果为中重度病变甚至病变范围更广泛，则必须应用口服或者静脉给药治疗。

溃疡性结肠炎用药将在下文讨论，也可参见"相关药物介绍"（第10～20页）。

氨基水杨酸类其中含有5-氨基水杨酸，可以通过口服（表10-1）或肛门给药（表10-2），可以诱导缓解活动期的结肠炎或直肠炎。口服氨基水杨酸类的疗效呈剂量相关性，许多患者对于单纯口服大剂量氨基水杨酸类治疗有效，尽管起效可能需要延长几周时间。如果患者在维持量应用过程中出现症状加重，可以增加药物剂量治疗。但是，还有一部分患者需要长期应用起始剂量来治疗溃疡性结肠炎（见维持治疗，第150页）。

不含有磺胺的氨基水杨酸类药物（巴柳氮、奥沙拉秦、美沙拉秦）相对于柳氮磺吡啶而言不良反应更少，尤其是严重的不良反应。所有的口服类5-氨基水杨酸盐类药物，包括柳氮磺吡啶，对于急性期和维持治疗都是有效的。但柳氮磺吡啶比上述其他口服药物要便宜❶。

有10%～15%的患者因为不良反应而不能服用柳氮磺吡啶，主要因为其中的磺胺嘧啶分子，在其他不含有这个分子的口服药物中则不会出现。有磺胺类抗生素过敏史的患者禁忌应用柳氮磺吡啶。最常见的不良反应是呕吐、皮疹、头痛、可逆的男性不育症和巨红细胞血症。某些特殊的不良反应比较罕见却往往是致命的，包括自身免疫性溶血、重度腹泻、肝炎、肺炎和Stevens-Johnson综合征。奥沙拉秦可以使10%～15%的患者出现水样泻。因为某些药物的不良反应是剂量相关性的，所以应从小剂量开始，逐步增加到推荐剂量。为了改善患者服药依从性，药物应每天1～2次服用。

糖皮质激素可以诱导缓解但不能作为维持用药，因为其不能阻止复发，并且有长期不良反应。

免疫抑制药（硫唑嘌呤和巯嘌呤）对诱导缓解和维持治疗都有效，但是有明显的不良反应，而且需要3～6个月才能获得最大疗效。

甲氨蝶呤也是溃疡性结肠炎的治疗用药，但是疗效比巯基类免疫药物要差得多。

10.2.2 溃疡性结肠炎的诱导治疗

10.2.2.1 活动性直肠炎和远端结肠炎

（1）药物选择和剂型

如果溃疡性结肠炎病变限于远端结肠，有效的治疗方法很多，包括氨基水杨酸类灌肠（表10-2）和口服（表10-1）、糖皮质激素灌肠和口服以及使用免疫调节药物。有证据显示对于局限远端结肠炎氨基水杨酸类药物灌肠比糖皮质激素灌

---

❶ 在撰写本书时，口服药物美沙拉秦、巴柳氮和奥沙拉秦只是在药品福利计划（PBS）网站上作为权威处方，在患者不耐受柳氮磺吡啶或对其过敏时可以使用。最新信息参见PBS网站（www.pbs.gov.au）。

表10-1 口服5-氨基水杨酸（5-ASA）药物治疗溃疡性结肠炎

5-ASA种类	剂型	成人		儿童	
		急性期（诱导）	维持剂量①	急性期（诱导）	维持剂量①
柳氮磺吡啶②	500mg片剂（Salazopyrin） 500mg肠溶片（Pyralin EN、Salazopyrin EN）	2~4g/d口服，分成2次	1~2g/d口服，分成2次	40~70mg/(kg·d)（最大剂量4g)，分2次口服	降至最小有效剂量；最大剂量2g/d，分2次口服
美沙拉秦③	500mg，1g或1.5g颗粒（Salofalk）④ 500mg片剂（Salofalk） 1g或2g的缓释颗粒（Pentasa Oral）④ 500mg或1g的缓释片剂（Pentasa Oral） 250mg肠溶片剂（Mesasal） 1.2mg缓释片剂（Mezavant）	2~4g/d口服，分成2次	1~3g/d口服，分成2次	15~20mg/kg，每日2次口服	10mg/kg，每日2次口服
巴柳氮	750mg胶囊（Colazide）	6.75g/d口服，分成2~3次	3g/d口服，分成2次	无儿童使用信息	无儿童使用信息

	剂型	成人		儿童	
		急性期（诱导）	维持剂量①	急性期（诱导）	维持剂量①
5-ASA 种类					
奥沙拉素	250mg胶囊 500mg片剂（Dipentum）⑤	1.5～3g/d口 服，分成2次	1～2g/d 口服，分 成2次	无儿童使用 信息	无儿童使用 信息

① 每日1次方案可能与每日2次同样有效，而且更利于患者坚持用药。

② 柳氮磺吡啶中包含磺胺吡啶，属磺胺类药物。对磺胺类药物过敏者禁用。

③ 不同品牌的美沙拉秦由于剂型和释放特点的不同，因此不能互相替代。如果患者对于某一品牌耐受并有效，应继续使用该品牌。

④ 颗粒型应直接吞服不能咀嚼。

⑤ 改变剂型的生物等效性未确定，不能将整片药品分开。

表 10-2　成人溃疡性结肠炎的直肠剂型①

直肠剂型	急性（诱导）剂量	维持剂量
1g/100ml 灌肠液（Pentasa）	1～4g每日灌肠，分1～2次	1～4g，每周分2～3次灌肠②
1g栓剂③（Pentasa and Salofalk）	1g每日1～2次肛塞	1g肛塞，每周2～3次②
1g泡沫灌肠液（Salofalk）	1～4g每日灌肠，分1～2次	1～4g，每周分2～3次灌肠②
2g/60ml和4g/60ml灌肠液（Salofalk）	2～4g每日灌肠，分1～2次	2～4g，每周分2～3次灌肠②

① 灌肠治疗也适用于儿童，具体剂量咨询相关专家。

② 在撰写本书时，维持缓解还无法从药品福利计划（PBS）获得。最新消息见PBS网站（www.pbs.gov.au）。

③ 只适用于直肠炎（剂型选择见第143页）。

肠更有效，但费用更贵。治疗通常有赖于病变的范围、患者的喜好以及各种制剂的有效性。

直肠给药的选择应根据不同的炎症侵及部位。对于单纯直肠炎，只用肛门栓剂即可。若感染侵犯至近段直肠，最有效的方案则是泡沫灌肠剂或灌肠液联合口服药物。泡沫制剂更易耐受，但只能到达乙状结肠，灌肠水剂则可达到结肠脾曲。

（2）活动性直肠炎或远端结肠炎的初始治疗

初始治疗采用口服与直肠给予5-氨基水杨酸类的方式效果要优于单独使用以上任何一种。但如果只有孤立性的直肠炎，可能只需要直肠给药。用法：

美沙拉秦，诱导缓解标准剂量，直肠给药（见表10-2）；加用

一种5-氨基水杨酸口服制剂，标准诱导缓解剂量（见表10-1）。

如果直肠氨基水杨酸类无效，建议更换直肠糖皮质激素。建议早、晚各一次灌肠。对于不能耐受氨基水杨酸类直肠给药的患者，也可以考虑糖皮质激素灌肠治疗。用法：

1 醋酸氢化可的松10%泡沫剂，灌肠，每晚1次或每日2次；

或

1 泼尼松龙20mg/100ml，灌肠液灌肠，每晚1次或每日2次；

或（单纯直肠类）

2 泼尼松龙5mg，直肠给药，每日1～2次。

连续肠道治疗直到症状缓解后可停药数周观察。如果症状反复，再次直肠给药。肠道维持治疗适用于所有患者，尤其是那些反复发作的患者（第150页）。

（3）对治疗无应答的活动性直肠炎或远端结肠炎

如果对活动性直肠炎或远端结肠炎的初始治疗无应答，那么二线治疗需要加服糖皮质激素。用法：

泼尼松（龙）每日40～60mg（儿童：1～2mg/kg，最大剂量40～60mg），口服，临床起效后逐渐减量，8～12周减完[1]。

有些患者需要初始剂量60mg，虽然疗效有轻度的增加，但是不良反应更加明显。

很多患顽固性远端结肠炎的患者因黏膜炎症而便秘，给予便秘治疗（见第86～96页）后好转。

偶尔，顽固性直肠炎的患者需要硫唑嘌呤及入院应用静脉糖皮质激素，或者甚至行外科手术。

---

[1] 采取有效的减药方式最大限度地降低长期使用糖皮质激素带来的不良反应（如骨密度降低，见第12～14页）。

10.2.2.2　广泛性溃疡性结肠炎

灌肠治疗对结肠脾曲以上的结肠炎（即广泛性溃疡性结肠炎）患者无效。除5-ASA制剂外，口服或静脉给予糖皮质激素对这些患者是最有效的措施，但常因其不良反应而致使用受限。

（1）轻度至中度广泛性溃疡性结肠炎

口服5-ASA制剂起效没有糖皮质激素快，但是有时在轻度广泛性溃疡性结肠炎中有效。用法：

一种5-氨基水杨酸口服制剂，标准诱导缓解剂量（见表10-1）；

联合或不联合

泼尼松（龙）每日40～60mg（儿童：1～2mg/kg，最大剂量40～60mg），口服，根据疾病严重程度和以前治疗反应而定，临床起效后逐渐减量，8～12周减完❶。

（2）重度溃疡性结肠炎

▶ 定义与治疗

判定标准为：每天超过6次血便加以下至少一项：

- 体温超过37.5℃；
- 脉搏超过100次/分；
- 血红蛋白少于100g/L；
- 血清白蛋白少于35g/L。

重度疾病患者需要入院治疗。早期外科会诊是治疗必不可少的一部分。所有入院患者应常规皮下注射肝素或其他药物预防血栓形成。如果不存在脓毒症，不常规应用抗生素。

如果有必要，应该补充液体、电解质或血液，合并静脉给予糖皮质激素。甲泼尼龙较不易引起低钾血症，但临床更

---

❶　采取有效的减药方式最大限度地降低长期使用糖皮质激素带来的不良反应（如骨密度降低，见第12～14页）。

常使用氢化可的松。用法：

1 氢化可的松100mg（儿童：2 ~ 4mg/kg，最大剂量100mg），静脉滴注，每6h一次；

或

2 甲泼尼龙琥珀酸钠，每日100mg（儿童：1mg/kg，最大剂量50mg），静脉滴注。

静脉糖皮质激素治疗的最佳疗程并不清楚，一般需持续用3 ~ 5天。当病情缓解时应该用口服糖皮质激素来替代，并在出院前确定口服药物有效。

▶ 早期鉴别治疗无应答的患者

对于重度溃疡性结肠炎患者，一旦病情恶化（尤其发展为中毒性巨结肠），或是在糖皮质激素治疗3 ~ 5天后仍未起效，需要考虑立即医疗救助治疗或是外科结肠切除。对于难治性患者也该考虑到巨细胞病毒（见第115页）的二重感染，通过结肠镜和病理组织学检查可以排除。患者应在专家医疗中心接受治疗。医疗救助治疗包括静脉注射环孢素或英夫利昔单抗。用法：

1 环孢素2 ~ 4mg/（kg·d），24h持续给药；

或

1 英夫利昔单抗5mg/kg，静脉滴注（超过2h），作为单次剂量。

待病情稳定后改为口服糖皮质激素。

在重症患者避免应用洛哌丁胺、其他止泻药、抗胆碱能药物、阿片类镇痛药，以免引起中毒性巨结肠。

> 重度溃疡性结肠炎患者禁用洛哌丁胺、其他止泻药、抗胆碱能药物、阿片类镇痛药。

（3）慢性活动性或频繁复发的溃疡性结肠炎

一些溃疡性结肠炎病变广泛的患者对糖皮质激素无反应

或需要持续使用糖皮质激素以控制疾病活动程度。这时应考虑使用硫唑嘌呤、巯嘌呤、甲氨蝶呤或行外科手术。用法：

1 硫唑嘌呤（成人和儿童）每日2～2.5mg/kg，口服；

或

1 巯嘌呤（成人和儿童）每日1～1.5mg/kg，口服。

如果出现不良反应，可考虑更换为甲氨蝶呤，尽管有效性有限。用法：

甲氨蝶呤25mg，皮下注射、肌内注射或口服，每周固定1天（不良反应及监测见第16页）；

联合

叶酸5～10mg，每周1次（最好不要与甲氨蝶呤同日口服）。

这些药物有显著的不良反应，应密切监测并发症的发生，尤其是治疗最初3个月（见第14页和第16页）。

如果患者治疗3个月后仍无应答或是不能耐受，则选择：

1 英夫利昔单抗（成人和儿童）5mg/kg，静脉滴注（超过2h）；如果临床起效，应该继续用药并长期维持治疗（见下文）；

或

2 甲氨蝶呤25mg，皮下注射、肌内注射或口服，每周固定1天（不良反应及监测见第16页）；

联合

叶酸5～10mg，每周1次（最好不要与甲氨蝶呤同日口服）。

对于慢性顽固性疾病应考虑外科手术（如直肠结肠切除术联合回肠贮袋肛管吻合术或回肠造口术）。

10.2.3 溃疡性结肠炎的维持治疗

一旦达到临床缓解，用一种氨基水杨酸类药物，联合或不联合使用免疫调节药物来维持治疗均可显著降低复发率（大约50%）。维持治疗应该无限期继续下去。如果诱导缓解时使用了更大剂量的氨基水杨酸类，那么在维持治疗时应使用同剂量。用法：

一种5-氨基水杨酸口服制剂，标准维持缓解剂量（见表10-1）。

理想状态下，如果氨基水杨酸类直肠给药临床有效，应该继续目前方式维持治疗，但用药频率应减少（每周2～3次）。用法：

美沙拉秦，标准维持缓解剂量（见表10-2），直肠给药。

许多患者即时应用氨基水杨酸类维持缓解治疗仍反复复发。这时应用免疫调节药物。用法：

1 硫唑嘌呤（成人和儿童）每日2～2.5mg/kg，口服；
或

1 巯嘌呤（成人和儿童）每日1～1.5mg/kg，口服；
或

2 甲氨蝶呤25mg，皮下注射、肌内注射或口服，每周固定1天（不良反应及监测见第16页）；

联合

叶酸5～10mg，每周1次（最好不要与甲氨蝶呤同日口服）。

这类药物不良反应明显，因此应密切监测并发症，尤其是用药前3个月（见第14页和第16页）。

硫唑嘌呤或巯嘌呤治疗的疗效可维持3～4年甚至更长。

也有证据显示英夫利昔单抗对于慢性活动期疾病的维持缓解有效。用法：

英夫利昔单抗（成人和儿童）5mg/kg，静脉滴注（超过2h），每8周1次❶。

外科手术（如直肠结肠切除术联合回肠贮袋肛管吻合术或回肠造口术）也可考虑。在经回肠贮袋肛管吻合术治疗后的患者中高达50%的患者出现吻合口炎症（回肠吻合口端的炎症）。应用甲硝唑或环丙沙星抗生素治疗通常有效，尽管可能需要重复疗程。

长期患溃疡性结肠炎的患者发生结肠癌的风险明显增加，应定期监测肠镜。病程8年的患者应开始常规结肠镜检查，每2年进行1次，直到病程达20年时，需要每年检查1次。同时应监测骨密度，尤其是需要应用糖皮质激素的患者。

10.2.4　饮食和其他措施

没有证据显示饮食可改变溃疡性结肠炎的病程。推荐使用由普通食物和液体组成的含足够能量、蛋白质和微量元素的饮食，必要时使用混合的口服营养补充制剂。膳食纤维没必要常规给予限制。然而，在病情恶化时，一些患者可通过减少纤维摄入而使腹泻症状得以缓解。反复使症状加重的任何食物都应避免。

对于重症患者，通过给予肠内营养支持（或极少数肠外营养）来预防营养不良（见第229～232页）。

10.3　克罗恩病

克罗恩病可影响胃肠道的任何一部分。炎症通常是局灶性、透壁性的。诊断的确立依靠典型的内镜，病理组织学检查和放射线检查联合表现疾病的典型特征。根据疾病的严重程度和受累肠段的部位来决定使用何种制剂以及给药途径或方案。与溃疡性结肠炎不同，灌肠治疗对克罗恩病作用有限。

❶　患者使用抗肿瘤坏死因子类药物的筛查和监测推荐意见见表1-2。

和溃疡性结肠炎一样，治疗的目的在于对活动性病变诱导缓解，并且维持缓解/预防复发。

10.3.1 克罗恩病的诱导治疗

10.3.1.1 轻度至中度克罗恩病

口服或静脉应用糖皮质激素是治疗活动性克罗恩病最有效的措施。绝大多数临床试验显示其12 ～ 16周的临床有效率为60% ～ 70%。用法：

泼尼松（龙）每日40 ～ 60mg（儿童：1 ～ 2mg/kg，最大剂量为40 ～ 60mg），口服，临床起效后逐渐减量，8 ～ 12周减完[1]。

一些患者可能需要起始剂量60mg，这个剂量疗效变化甚微但是不良反应却明显增加。

在治疗回盲部病变时，可考虑布地奈德回肠控释剂，尤其是对全身应用糖皮质激素不良反应明显的患者。用法：

布地奈德回肠控释剂每日9mg，口服8周，临床起效后逐渐减量，4 ～ 8周减完。

氨基水杨酸类对于活动性克罗恩病疗效有限，应用的临床价值受到质疑，除了在结肠炎症时。

临床试验证实在结肠克罗恩病变时单独或联合应用甲硝唑和环丙沙星收效甚微。它们通常联合糖皮质激素应用，其次是氨基水杨酸类，但是没有明确证据支持这种联合治疗的疗效。

儿童克罗恩病患者，在诱导缓解方面特殊的肠内要素营养被证实比糖皮质激素有效。成人在诱导缓解治疗时效果没有糖皮质激素明显，但当糖皮质激素应用受限时可考虑特殊

---

[1] 采取有效的减药方式最大限度地降低长期使用糖皮质激素带来的不良反应（如骨密度降低，见第12 ～ 14页）。

的肠内要素营养。

重度病变一开始就需要静脉用药。可能需要液体、电解质或输血，而且，如果中度或重度疾病患者内科治疗无效或者出现并发症时，需要考虑外科手术。通常给予广谱抗生素，尤其出现透壁性的并发症如脓肿或瘘管时。尽管这一做法有理论上的理由，但从未被临床试验检验过。糖皮质激素静脉注射的最佳疗程也并不清楚，一般认为应用3～7天。用法：

1　氢化可的松100mg（儿童：2～4mg/kg，最大剂量100mg），静脉输注，每6h一次；

或

2　甲泼尼龙琥珀酸钠每日100mg（儿童：1mg/kg，最大剂量50mg），静脉滴注。

当病情缓解时应该用口服糖皮质激素来替代。用法：

泼尼松（龙）每日40～60mg（儿童：1～2mg/kg，最大剂量40～60mg），口服，临床起效后逐渐减量，8～12周减完❶。

临床试验已经显示对于临床难治性的活动期克罗恩病，应用抗肿瘤坏死因子药物、英夫利昔单抗和阿达木单抗的治疗应答率可达60%～70%。这类药物疗效相当，所以在临床应用时大多根据患者和医生的习惯。用法：

1　英夫利昔单抗（成人和儿童）5mg/kg，静脉注射（超过2h）作为起始用药，然后第2周、第6周分别治疗一次，如果临床治疗有效则每8周治疗一次❷；

---

❶　采取有效的减药方式最大程度的降低长期糖皮质激素带来的不良反应（如骨密度降低，见第12～14页）。

❷　患者使用抗肿瘤坏死因子类药物的筛查和监测推荐意见见表1-2。

或

1 阿达木单抗160mg，皮下注射作为诱导剂量，然后在第2周80mg，如果临床治疗有效则40mg每2周治疗一次 **❶❷**。

这些方案要优于断断续续的治疗。但对于难治性的患者也该考虑外科手术。

住院患者，应该皮下注射肝素或其他方法来减少血栓发生的风险。

一些患者对于糖皮质激素诱导治疗不敏感，或在成功诱导缓解后变成了糖皮质激素依赖型。他们需要免疫调节药物（如硫唑嘌呤、巯嘌呤、甲氨蝶呤）或考虑外科手术，尤其是糖皮质激素依赖型。用法：

1 硫唑嘌呤（成人和儿童）每日2 ~ 2.5mg/kg，口服；

或

1 巯嘌呤（成人和儿童）每日1 ~ 1.5mg/kg，口服；

或

2 甲氨蝶呤25mg（儿童：15mg/m²），皮下注射、肌内注射或口服，每周固定1天（不良反应及监测见第16页）；

联合

叶酸5 ~ 10mg，每周1次（最好不要与甲氨蝶呤同日口服）。

这些免疫调节药物的起效可能会延迟，一般硫唑嘌呤和巯嘌呤持续治疗3 ~ 6周，甲氨蝶呤持续2 ~ 3周，再判断是否临床有效。对于甲氨蝶呤，静脉给药要比口服效果好。应用免疫调节药物时，为判断药物不良反应需要密切监测血液指标（全血细胞计数和肝功能）（见第143页和第16页）。如果条件允许，可以通过检测硫唑嘌呤或巯嘌呤的代谢物6-硫

---

❶ 患者使用抗肿瘤坏死因子类药物的筛查和监测推荐意见见表1-2。

❷ 在撰写本书时，在药品福利计划（PBS）中阿达木单抗只适用于成人重度克罗恩病。最新消息见PBS网站（www.pbs.gov.au）。

代鸟嘌呤核苷酸（6-TGN）和6-甲巯基嘌呤（6-MMP）来优化用药剂量。硫唑嘌呤或巯嘌呤对疾病的疗效可维持3～4年甚至更长。但是甲氨蝶呤疗效的维持时间鲜有报道。

对一些难治性的慢性病变，应考虑外科手术，尤其是局灶切除或狭窄成形术。

10.3.2　克罗恩病的维持治疗

克罗恩病存在复发型和缓解型，因此患者需要通过药物治疗维持缓解状态。有足够的证据表明，硫唑嘌呤和巯嘌呤作为维持用药是有效的，尤其是对于经常复发或糖皮质激素依赖的患者。用法：

⒈ 硫唑嘌呤（成人和儿童）每日2～2.5mg/kg，口服；或

⒈ 巯嘌呤（成人和儿童）每日1～1.5mg/kg，口服。

如果以上治疗无效或不能耐受，可考虑甲氨蝶呤。用法

甲氨蝶呤25mg（儿童：15mg/m²），皮下注射、肌内注射或口服，每周固定1天（不良反应及监测见第16页）。对于一些患者，剂量可以减少至15mg；

联合

叶酸5～10mg口服，每周1次（最好不和甲氨蝶呤同日服用）。

英夫利昔单抗和阿达木单抗对于维持疾病缓解也有效。用法：

⒈ 英夫利昔单抗（成人和儿童）5mg/kg，静脉滴注（超过2h），每8周1次❶。

或

---

❶ 患者使用抗肿瘤坏死因子类药物的筛查和监测推荐意见见表1-2。

1 阿达木单抗40mg（成人），皮下注射，每2周一次❶❷。

糖皮质激素对急性期治疗有效，但不应用作维持治疗来预防复发；在这一点上，糖皮质激素并没有比安慰剂更有效，而且长期应用不良反应显著。

10.3.3 治疗克罗恩病的特殊注意事项

10.3.3.1 肛周病变和瘘管形成

在克罗恩病患者中高达40%的患者会出现肛裂、瘘管和脓肿。对于肛周克罗恩病变应该咨询结直肠外科专家。瘘管病变需要外科手术探查并局部引流。许多专家支持对于肛周病变通常应用甲硝唑或环丙沙星治疗，但是缺乏对照试验。治疗需要数周甚至数月。如果长期应用甲硝唑，需要观察患者有无周围神经病变。用法：

1 甲硝唑400mg（儿童：10mg/kg，最大剂量400mg），口服，每日2次；

或

2 环丙沙星500mg（儿童：12.5mg/kg，最大剂量500mg），口服，每日2次。

难治性的肛周病变需要加用硫唑嘌呤。用法：

硫唑嘌呤（成人和儿童）每日2 ~ 2.5mg/kg，口服。

如果病情较重，可使用抗肿瘤坏死因子药物治疗，如英夫利昔单抗、阿达木单抗。用法：

1 英夫利昔单抗（成人和儿童）5mg/kg，第一次治疗后，在第2周、第6周分别再进行一次治疗，每次为静脉输液，时

---

❶ 患者使用抗肿瘤坏死因子类药物的筛查和监测推荐意见见表1-2。

❷ 在撰写本书时，药品福利计划（PBS）中阿达木单抗只适用于治疗成人鲁米那克罗恩病。最新消息见 PBS 网站（www.pbs.gov.au）。

间需2h以上，如果有临床效果，可每8周进行一次治疗❶；

　　或

　　1　阿达木单抗160mg皮下注射作为诱导剂量，第2周80mg皮下注射一次，如果有临床效果以后可以40mg每2周治疗一次❶❷。

10.3.3.2　预防克罗恩病的术后复发

　　在手术后（如回盲部切除术），克罗恩病可能在吻合口或者近端部位复发。存在早期复发的危险因素有吸烟、确诊后立即手术、形成瘘管或脓肿等。为了降低这种风险建议患者绝对戒烟，大部分患者药物治疗后病情会有所改善。是否治疗可依据内镜下是否明确复发。甲硝唑的应用或许有效，但是患者很难耐受，同时不能长期应用（＞3个月）。氨基水杨酸类有一定的效果。巯嘌呤类的免疫调节药物似乎更有效，早期的研究数据显示生物治疗的疗效是显著的。

10.3.3.3　回肠吸收不良

　　广泛回肠病变，尤其是先前行回肠切除的患者，可引起胆盐吸收不良并导致胆盐性腹泻（由于胆盐对结肠黏膜有刺激性作用）或导致脂肪泻（由于胆盐缺乏），这些一般发生在无活动性炎症时。鉴别胆盐性腹泻、脂肪泻和活动性克罗恩病很重要。

　　胆盐性腹泻常常用以下措施来控制。

　　考来烯胺4～8g，随食物口服，每日1～3次（儿童：2～4g，每12h1次）。其他药物在1h前或是4～6h之后服用。

　　抗腹泻药物对胆盐性腹泻患者也可能有效。对于成人：

---

❶　患者使用抗肿瘤坏死因子类药物的筛查和监测推荐意见见表1-2。

❷　在撰写本书时，药品福利计划（PBS）中阿达木单抗不适用于治疗克罗病合并瘘管并已对其他治疗无应答的患者。最新消息见PBS网站（www.pbs.gov.au）。

洛哌丁胺2mg，口服，根据需要每日2～3次。

脂肪泻应通过低脂饮食来控制。考来烯胺可能会加重脂肪泻。

小肠疾病可能并发细菌过度生长，广谱抗生素可能对其治疗有效（见"小肠细菌过度生长"，第103页）。

10.3.3.4 吸烟和克罗恩病

有证据显示成功戒烟的克罗恩病患者比继续吸烟者的复发率低。应当强烈地劝告患者戒烟。

10.3.3.5 克罗恩病的饮食和其他支持治疗

克罗恩病患者营养不良常见。饮食对于恢复和维持营养状态起着重要作用。对大多数患者，推荐采用正常饮食，加或不加聚合的口服营养补充制剂均可。如果胃肠道无功能，或者口服或肠内营养不能耐受，则有使用全胃肠外营养的指征。

病情恶化时，短期的少渣饮食或许有助于控制与进食相关的腹泻和腹痛症状。对有肠道狭窄或有轻度肠梗阻症状的患者也是有效的。这种饮食通过限制纤维摄取（例如限制的食物包括全麦谷类和面包、种子类、坚果类、豆类和多种蔬菜及水果）从而减少肠道残留物。营养充足可能会有所折扣，所以鼓励补充多种维生素和矿物质，并监测体重。建议咨询营养师，尤其要中长期饮食的时候。

弥漫性小肠病变患者可发生乳糖不耐受（第97～100页），但当病情缓解时，乳糖酶活性应当恢复。

广泛回肠病变或手术切除导致的脂肪泻可通过低脂饮食来控制。如果不能达到能量需要，推荐补充中链甘油三酯。洛哌丁胺对胆盐性腹泻可能有效。

微量营养成分缺乏应通过补充相应的成分来纠正。特别容易缺乏的微量营养成分包括铁、锌、维生素B_{12}、钙、镁、叶酸和维生素D（见第218～228页）。

任何反复加重症状的食物都应避免。然而，目前尚无证据显示限制饮食对预防克罗恩病复发有效。

10.3.4　儿童和克罗恩病

儿童克罗恩病的发病率一直在上升。一般来说，药物治疗与成人相似，但需要强调的是保持营养以避免发育障碍。

对高达85%的青春期前克罗恩病儿童患者来说，生长减慢是一个普遍特征。这可能由于疾病活动性、长期营养不足或是治疗用药（尤其是糖皮质激素）。应鼓励儿童补充充足营养来满足生长发育的需要。对于儿童患者尤其是小肠病变的患者，可以进行专门的6～8周的肠内营养（代替糖皮质激素）来诱导疾病缓解。建议咨询当地营养师。

因为炎性肠病活动性和营养不良，在疾病确诊时，通常伴随骨量减少。而且激素能加速钙的丢失，每天补充钙质（1000～1300mg）或许有效。同时应监测维生素D水平，因为大多数儿童患者都是缺乏的，因此维生素D的补充也是必要的。

对儿童患者应避免长期应用糖皮质激素治疗，可以考虑其他治疗方法如特殊的肠内营养或者是英夫利昔单抗。

10.4　炎性肠病患者的生育和妊娠

由于活动性炎性肠病本身比治疗对母亲和胎儿的危险性更大，故对妊娠期间的复发应当给予积极治疗，以尽快控制炎症。大部分女性都可以正常妊娠，但是建议推迟到疾病静止期时妊娠，因为在妊娠期间疾病活动一般预后较差。

妊娠期间应用氨基水杨酸类和糖皮质激素一般被认为是安全的，而且与中止先前病情难以控制患者的积极治疗或维持治疗相比，危害更小。整个妊娠期间都应持续使用氨基水

治疗指南：胃肠病分册

杨酸类对溃疡性结肠炎进行维持治疗。妊娠妇女服用柳氮磺吡啶的同时应当补充大剂量的叶酸（见第221页）。男性服用柳氮磺吡啶应该被告知存在精子减少和精子活力降低的可能性，可能影响生育。这些不良反应在停药后可恢复。

在妊娠期间应用糖皮质激素，这些潜在风险较未治疗的患者大大降低，疾病发作时应该常规处理。

如果需要，在妊娠期间应用硫唑嘌呤或是巯嘌呤，它也不会增加发生先天畸形的危险。

妊娠期禁用甲氨蝶呤，如果可能，可以在妊娠3个月前应用。

初始数据表明妊娠期间可安全使用英夫利昔单抗，至少妊娠前30周。孕30周后药物可通过胎盘屏障，用药应待分娩后进行。另一份关于阿达木单抗的不完全数据显示其在妊娠期间的安全性仍存在争议。

欲获得更多关于妊娠期和哺乳期用药的信息，请见附录1。

10.5 骨质疏松和炎性肠病

炎性肠病患者发生骨质减少和骨质疏松的危险性增加，患者应该筛查和监测。一般的预防措施包括规律的负重锻炼、摄入足够的钙（每天1000～1300mg）、停止吸烟及过量饮酒。

如果患者需要全身糖皮质激素治疗，推荐进行骨密度测量，同时补充钙和维生素D。关于钙和维生素D的补充剂量，以及关于预防和治疗由糖皮质激素引起的骨质疏松症，参见《治疗指南：内分泌分册》。对于有严重的骨量减少或骨质疏松症的患者可考虑预防性应用双膦酸盐。

第11章
肛周疾病

11.1 痔

痔患者可能出现许多肛周症状（瘙痒、不适、出血、黏膜脱垂、肿块）。正确诊断需依赖于对会阴部、肛管和直肠的检查。

痔是黏膜下血管垫增粗和移位所致。肛垫有丰富的动静脉网络，且被认为有助于辨别肠胃气体和粪便。它们主要是减轻排便时的压力，假若这些纤维肌肉支持组织被破坏，会因充血和松弛最终超过肛缘。

痔患者如果采用以下保守治疗方法，多数可以减轻。

· 多吃富含纤维素的食物和水果避免便秘；

· 避免用力排便；

· 及时应对排便冲动，如果没有排便冲动，不要试图开始排便。

许多包含润肤剂和轻度收敛剂的油膏和栓剂在药店都可买到。这些药物经常用来治疗非痔引起的肛周症状。尽管它们可以帮助缓解肛周瘙痒和不适，但极少有证据证明它们可改变痔。

很多通便药物包含一些局部麻醉药或糖皮质激素。由于它们会带来不良反应，治疗潜在疾病时尽量避免长期使用。短期使用糖皮质激素可以减轻系统症状，但可能会引起念珠菌病和其他局部感染。另外这些药物也可能引起局部皮肤敏感化或皮炎（医源性皮炎）。

对大量或持续出血和严重脱垂应该给予外科治疗，可做

治疗指南·胃肠病分册

皮筋结扎、注射硬化剂或痔核切除术。近期血栓性痔可以保守治疗（麻醉、卧床休息和冷敷）或做痔核切除术。

妊娠期间可形成痔，应该保守治疗，因大部分生产后可自行缓解。

11.2 肛周血肿（血栓性外痔）

肛周血肿发生在肛周边缘，疼痛、张力高、血肿发蓝与新近静脉血栓形成有关，经常发生于用力排便后。血栓性外痔是一个很贴切的名称，血块被包含在一个血管内皮细胞衬里，所以不是真正的血肿。不经治疗，疼痛可在 1 ~ 2 周内缓解，血肿可自行吸收只留下皮垂。如果疼痛剧烈，可在局麻下抽吸或切除血肿。肛周血肿可自发破裂，症状随之消失。

11.3 肛裂

肛裂是肛管皮肤破裂。急性肛裂经常在用力排硬便时形成，表现为肛门的疼痛（排便时加重）和直肠出血，排少量鲜血。90% 的肛裂发生在肛门的后方，5% 的肛裂发生在肛门的前方，剩下 5% 发生在其他部位。当肛裂的部位不在肛门的前方或是后方时，继发性因素需要除外（如克罗恩病、感染或肿瘤）

急性肛裂可保守治疗——避免大便干燥（使用大便软化剂或膨胀剂），排便后用温盐水洗浴，必要时使用外用硝酸甘油。用法：

戴手套用手指将 1 ~ 1.5cm 的 0.2% 硝酸甘油膏轻柔地塞进肛管内，每日 3 ~ 4 次。

硝酸甘油制剂被吸收入血后可引起一些患者头痛。由于存在引起低血压的潜在风险，因此硝酸甘油膏禁用于 24h 内服用过西地那非（万艾可）的患者。另外，可以口服或外用钙通道阻滞药，但是效果欠佳。

肛裂信息可从澳大利亚肠胃病学会的网站获取（www.gesa.org.au）。

多数慢性肛裂的治疗需要进行手术。克罗恩病（见第152～160页）、感染（如白色念珠菌）和肿瘤（肛管癌）应考虑除外。慢性肛裂不用外科治疗很少能愈合。多数为括约肌侧切开。局部注射肉毒毒素治疗成人肛裂可能有用，但费用高而且需要反复治疗。

11.4　肛周瘙痒症

肛周瘙痒症的治疗见《治疗指南：皮肤病分册》。

11.5　肛部痛（肛门直肠疼痛）

如果肛部痛（肛门直肠疼痛）是由于肛周脓肿（藏毛窦、直肠肛管脓肿、肛瘘）或血栓性外痔引起，需要手术治疗。疼痛的严重程度通常在等待手术的时候，就需要注射阿片类镇痛。

癌症患者会阴部疼痛（严重的坐卧不安），有时是由于腰骶神经受累，如果是这样的话，应该被认为是一种神经性疼痛。

慢性肛疾病（如肛裂、痔和肛周瘙痒症）可与显著的间歇肛部痛相关。

11.5.1　痉挛性肛门痛

痉挛性肛门痛是一种发作性疾病，发生率高达14%。患者可以在肛门内括约肌和肛管直肠环的区域感到强烈的、尖锐的、短促的刺痛或绞痛，通常患者可从睡眠中痛醒，但疼痛可以发生在任何时间。这种疼痛的病因不明，但可能与盆底和直肠乙状结肠肌肉痉挛有关。建议的治疗方法包括立即进食、局部保暖、按压会阴。对很多人来说，让患者确信和理解肛周痉挛性疼痛是短暂和自限的十分有必要。对于那些严重的、衰弱的症状，可以尝试以下药物：吸入沙丁胺醇、解痉药、钙通道阻滞药、可乐定、硝酸甘油。

11.6 肛周蜂窝织炎

对儿童而言，化脓性链球菌可引起肛周蜂窝织炎（排便过程中有急性肛周红肿和疼痛）。治疗同链球菌性肛周皮炎、外阴阴道炎和龟头炎（参见《治疗指南：皮肤病分册》）。

这种情况经常复发，儿童经常需要长时间治疗。合并便秘（见第86～96页）或肛裂（见第163页）应妥善处理。

11.7 直肠肛管脓肿和肛瘘

肛裂、肛瘘和脓肿在克罗恩病患者中常见（见第157页），但在肛周疾病中这类患者还是占少数。

11.7.1 直肠肛管脓肿

直肠肛管脓肿常见病因是由于肛腺感染，在齿状线水平流入肛窦。脓肿的解剖部位依赖于肛腺感染的扩散，但大部分在肛周皮肤下，因此形成肛周脓肿。疼痛可能是深部直肠肛管脓肿的唯一症状，不一定看到炎症表现。外科引流是首要的治疗措施。

感染常常涉及多种微生物，包括肠道需氧菌和厌氧菌。抗生素治疗常常仅是手术的辅助治疗手段。治疗轻度感染同轻型憩室炎（见第137页）。治疗严重感染同重型或复杂性憩室炎（见第138～139页）。

11.7.2 肛瘘

瘘管联结直肠肛管和肛周皮肤，它们可作为急性或慢性肛周感染的并发症出现，需要胃肠病学家或结直肠外科医生。治疗包括定义解剖、引流脓毒症和消除瘘口，同时禁欲。复杂或复发的肛周脓肿或肛瘘可能是克罗恩病的表现（见第152～160页）。

11.8 藏毛窦

藏毛窦的治疗主要是手术。抗生素只有在提示蜂窝织炎时使用，培养结果对治疗有指导意义。如果无法取得培养，治疗应参照轻型憩室炎（见第137页）。

第12章

胆胰疾病

12.1 胆道疾病

12.1.1 胆绞痛

患者伴有严重的上腹部疼痛被认为是由于胆结石，可能需要强大的镇痛治疗进行疼痛控制。使用：

1 吗啡2.5～5mg，静脉注射，作为初始剂量，然后根据效果调整剂量（见《治疗指南：疼痛分册》）。随年龄调整剂量❶；

或

2 芬太尼50～100μg，静脉注射，作为初始剂量，然后根据效果调整剂量（见《治疗指南：疼痛分册》）。随年龄调整剂量❶；

或

3 酮咯酸10～30mg，肌内注射，每4～6h一次，每天最多90mg。患者年龄超过65岁，酮咯酸使用10～15mg，每4～6h一次，每天最多60mg。酮咯酸使用不应超过5天。

没有证据支持使用东莨菪碱治疗胆绞痛疼痛。胆绞痛发作预示着随后的胆结石并发症的发展，需要考虑腹腔镜胆囊切除术。

12.1.2 急性胆囊炎

急性胆囊炎治疗参见《治疗指南：抗生素分册》。

---

❶ 在老年人中，通常的做法是从成人剂量的25%～50%开始，根据反应进行滴定。

12.1.3　急性胆管炎

胆管炎是一个医疗急症，需要紧急解除胆道梗阻［如内镜逆行胰胆管造影术（ERCP）］和抗生素治疗（见《治疗指南：抗生素分册》）。它通常伴随革兰阴性菌脓毒症。给予抗生素前应取血培养。

12.2　急性胰腺炎

12.2.1　临床特点和病因学

急性胰腺炎可以通过一系列相关的临床特征和血浆淀粉酶或者脂肪酶浓度高于5倍正常上限来诊断。急性胰腺炎患者应该入院治疗，因为潜在风险非常高。死亡率在1.5%～2%，主要见于严重的坏死性胰腺炎患者。疼痛在各级急性胰腺炎中都与严重程度有关。通常见于中腹部和上腹部，通常描述为强烈而难以忍受的疼痛和后背放射痛。

大多数急性胰腺炎是由于长期过度饮酒、胆结石（特别是胆管结石）或者特发性引起的。严重急性胰腺炎患者识别持续梗阻和急性胆管炎非常重要，早期（72h内）内镜逆行胰胆管造影术（ERCP）、内镜括约肌切开术和取石可能会减少并发症的机会。胆源性胰腺炎患者在很短的时间内复发时早期胆囊切除术也是可取的。

急性胰腺炎也可以由硫唑嘌呤、抗反转录病毒和化疗药物引起。然而，当考虑药物诱发胰腺炎，患者服用的每一个药物都应该被视为一个可能的原因。

急性胰腺炎的其他原因包括病毒和其他感染、高脂血症、血钙过多、外伤、遗传/先天性原因、血管炎和癌症。急性胰腺炎也是内镜逆行胰胆管造影术的并发症。

12.2.2 管理

12.2.2.1 轻度至中度急性胰腺炎

在轻度至中度急性胰腺炎，治疗的原则是肠道休息、液体管理和疼痛管理。停止口服摄入并给予静脉注射液体，仔细监控水化和尿量。如果没有并发症（如需要手术的胆管炎），充分镇痛非常重要，镇痛使用：

1　吗啡2.5 ~ 5mg，静脉注射，作为初始剂量，然后根据效果调整剂量（见《治疗指南：疼痛分册》）。随着年龄剂量可能会有所不同❶。

或

2　芬太尼50 ~ 100μg，静脉注射，作为初始剂量，然后根据效果调整剂量（见《治疗指南：疼痛分册》）。随着年龄剂量可能会有所不同❶。

如果需要止吐药，使用：

1　甲氧氯普胺10mg，肌内注射或静脉注射，根据需要每8h一次。

或

1　丙氯拉嗪12.5mg，肌内注射或静脉注射，每4 ~ 8h一次。

轻度至中度的急性胰腺炎并不推荐抗生素。

当疼痛消退和脂肪酶浓度下降可以恢复饮食。大量的研究表明，加速口腔喂食（用软或正常的饮食，而不是透明液体）与较高的复发率没有联系，反而可以缩短住院治疗。

有证据表明，常规的6个月戒酒咨询可降低酒精相关急性胰腺炎的复发。

---

❶　在老年人中，通常的做法是从成人剂量的25% ~ 50%开始，根据反应进行滴定。

12.2.2.2 重症胰腺炎

10% ～ 20%的急性胰腺炎发展为重症胰腺炎。它的特点是在早期阶段（前7 ～ 10天）发生全身炎症反应，并在晚期出现胰腺坏死和感染。患者应该强化治疗。治疗（除了轻微的急性胰腺炎基础治疗外）可能包括：

- 控制补液 [建议5 ～ 10ml/（kg·h），直到循环恢复]；
- 插入胃管 （如果呕吐明显）；
- 早期肠内或肠外营养；
- 胰岛素 （治疗急性糖尿病）；
- 注入葡萄糖酸钙 （在罕见的有症状的低钙血症患者）；
- 内镜逆行胰胆管造影术 （如果持续有胆道梗阻的证据，如胆红素升高）。

（1）严重的非坏死性胰腺炎

对于严重的非坏死性胰腺炎，没有证据表明抗生素治疗是有用的。

（2）严重的坏死性胰腺炎

不再推荐预防性使用抗生素预防胰腺感染。用益生菌预防也不推荐，因缺乏获益和损害的证据。

治疗感染坏死首选使用经皮引流术、微创手术和（如果需要）开放手术清创。

住院期间严重的胰腺炎患者在不同阶段可能出现脓毒症的临床表现。抗生素使用前最好行影像学引导下经皮穿刺抽吸。

可以开始经验性治疗：

哌拉西林4g+他唑巴坦0.5g [儿童：（100+12.5）mg/kg，最大剂量（4+0.5）g]，静脉注射，每8h一次。

对青霉素过敏的患者（不含速发型超敏反应❶），使用：

---

❶ 速发型超敏反应（IgE介导）的特点是用药后1 ～ 2h内出现荨麻疹、血管性水肿、支气管痉挛或其他过敏反应。更多关于青霉素超敏反应的信息，参考《治疗指南：抗生素分册》。

甲硝唑500mg（儿童：12.5mg/kg，最大剂量500mg），静脉注射，每12h一次；

加

1 头孢曲松1g（儿童：25mg/kg，最大剂量1g），静脉注射，每日1次。

或

2 头孢噻肟1g（儿童：25mg/kg，最大剂量1g），静脉注射，每8h一次。

对青霉素有速发型超敏反应的患者[1]，寻求专家建议。

如果细菌培养（包括胰腺的细针吸活组织坏死）阴性，没有其他感染（如肺炎），停止抗生素治疗。

对于胰腺脓肿，抗生素的选择是一样的，对于重型或复杂性憩室炎（见第138～139页）通常需要更长治疗，早期经皮或手术引流同样非常重要。

12.2.3 急性胰腺炎晚期并发症

假性囊肿是急性胰腺炎的自发并发症。大的假性囊肿或持续假性囊肿是可以内镜引流、经皮穿刺或手术。

胰腺手术或假性囊肿破裂可造成胰瘘症，可以使用奥曲肽治疗。

12.3 慢性胰腺炎

12.3.1 原因和调查

在澳大利亚慢性胰腺炎的主要原因是慢性酒精成瘾。慢性胰腺炎也可能是遗传或自身免疫性（见第174页）、高脂血症或高钙血症的并发症。基因检测适用于一些遗传性疾病。

---

[1] 速发型超敏反应（IgE介导）的特点是用药后1～2h内出现荨麻疹、血管性水肿、支气管痉挛或其他过敏反应。更多关于青霉素超敏反应的信息，参考《治疗指南：抗生素分册》。

应确定患者是否有饮酒史，并考虑辅导。有证据表明，常规的6个月戒酒咨询可降低酒精相关急性胰腺炎的复发。

在腹部X线平片或CT发现胰腺钙化可以诊断慢性胰腺炎，但不存在所有的患者。内镜超声、内镜逆行胰胆管造影术（ERCP）和磁共振（MRCP检查）对建立诊断可能有帮助，并能确定是否有胆道或胰腺异常（如结石、假性囊肿、其他结构异常或恶性肿瘤）。

12.3.2 慢性胰腺炎的并发症

常见的慢性胰腺炎并发症有疼痛、吸收不良、糖尿病和癌症。

12.3.2.1 疼痛

管理慢性胰腺炎疼痛，至关重要的是患者停止饮用酒精。如果戒酒后效果不佳，通常的策略是生活方式的改变、镇痛、推荐一个疼痛诊所。确保诊断慢性和（或）复发性胰腺炎是正确的，因为有长期滥用阿片类药物的危险。最好与疼痛诊所合作进行长期阿片样物质治疗。更多信息，参见《治疗指南：疼痛分册》。

胰酶补充剂（见第173页）有时用于慢性胰腺炎控制疼痛，但支持这种做法的证据有限。胰酶补充剂降低胰腺分泌，对一些非钙化疾病患者可能会有帮助。

如果疼痛严重，治疗方法除了长期使用阿片类镇痛药还可以包括胰腺手术、神经阻滞。

治疗性ERCP（胰管支架或胰管括约肌切开术）治疗复发胰腺炎患者的疼痛也可能有用。

对于内镜下难以处理的胰腺导管结石，可以尝试体外冲击波碎石术，能击碎结石促进结石排出，或内镜除。

胰腺外科治疗包括手术切除部分或全部胰腺，将主胰管与一段空肠连通引流。神经消融包括腹腔神经丛块（通常用酒精）和经内脏神经部分。然而，对于曾要求定期阿片类镇痛药的患者来说，手术和神经消融效果令人失望。

12.3.2.2 吸收不良

慢性胰腺炎患者的胰酶分泌减少（通常是钙化的）会导致甘油三酯的消化和吸收不良，反过来会导致脂肪泻和影响脂溶性维生素的吸收。治疗包括低脂肪饮食（减少膳食脂肪至每天大约50g）和胰酶补充剂（见下文）。增加胰酶补充剂的剂量直到症状减轻。如果是持久脂肪泻，可以考虑补充脂溶性维生素（特别是维生素D）。

建议营养不良和体重不增患者咨询营养师。有些人可能需要高能量的补充剂或（很少）中链甘油三酯（MCT）。即使没有脂肪酶和胆汁盐，中链甘油三酯也很容易吸收，可减轻吸收不良的症状。然而，中链甘油三酯可能会导致渗透性腹泻，所以需要缓慢增加剂量，同时观察患者的耐受性。

12.3.3 胰酶补充剂

慢性胰腺炎或囊性纤维化患者需要口服胰酶补充剂，促进脂肪、蛋白质和淀粉的正常消化，防止吸收不良。剂量应由营养师决定，并在其指导下补充。

胰酶补充剂应在吃饭或点心前服用，吃更多的食物时可以把剂量分成两份服用。这种酶胶囊可以吞下全部或打开撒在软的食物上。如果需要高剂量，应加用质子泵抑制剂（见框2-2）以减少胃酸对胰酶的失活。非常高剂量的胰酶与结肠狭窄和纤维化有关。

12.4 囊性纤维化胰腺功能不全

囊性纤维化是儿童胰腺外分泌不足最常见的原因，85%囊性纤维化的人有胰腺功能不全。

越来越多囊性纤维化的儿童正在成年，他们的营养状况是影响的重要因素。建议高膳食脂肪摄入（能量摄入总额的35%～40%）来满足这些人的高能量需求。可给胰酶补充剂（见第173页）。

囊性纤维化患者更容易通过皮肤失去盐，特别是在炎热的天气和密集锻炼后，因此需要补充盐。所有囊性纤维化和胰腺功能不全的人都需要补充脂溶性维生素（维生素A、维生素D、维生素E和维生素K）。

12.5 自身免疫性胰腺炎

自身免疫性胰腺炎是一种伴有免疫球蛋白G_4（IgG_4）升高的疾病。临床特点是腹痛、黄疸和体重减轻。诊断依据有影像学示胰腺占位或肿大、胰管狭窄、高球蛋白血症的血清学证据（特别是IgG_4）、异常的胰腺外肝内胆道树、典型的组织学发现（淋巴细胞浸润和纤维化）和糖皮质激素治疗有效。

糖皮质激素在炎症性疾病的最初阶段通常被认为是有效的。使用：

泼尼松（龙）40mg，口服，第日1次，一共4周。

4周后如果临床和影像学提示有效，泼尼松（龙）每周减量5mg，最后停药。

另一种方法是泼尼松（龙）维持剂量每日5mg 6个月到3年。

采取适当的措施减少长期糖皮质激素治疗药物的不良反应（如骨密度降低，见第12～14页）。

如果需要长期大剂量糖皮质激素治疗来预防复发，可考虑其他形式的免疫抑制疗法如硫唑嘌呤或霉酚酸酯。

第13章
病毒性肝炎

急性病毒性肝炎可由甲型、乙型、丙型、丁型和戊型肝炎病毒引起，偶尔可能由巨细胞病毒、EB病毒和黄热病病毒等引起。如果患者症状和特征表现怀疑是急性病毒性肝炎，但非病毒性肝炎（如钩端螺旋体病、梅毒）、非感染性肝炎［如自身免疫性肝炎、药物性肝炎、代谢性肝炎（如Wilson病）］也应该考虑到（见"非病毒性肝炎"，第195～204页）。

一旦病毒性肝炎确诊，虽然对于乙型肝炎（见第176页）、丙型肝炎（见第185页）而言，抗病毒治疗有效，但治疗的基础仍为综合治疗。原则上，镇静药和非甾体抗炎药应避免使用；在肝功能恢复正常之前，应建议患者戒酒。口服避孕药可能延长黄疸持续时间，在患者康复之前应停止使用。重症肝衰竭是急性肝炎的一种少见的并发症，这类患者需要密切监测肝功能，国际标准化比值（INR）是观察肝功能变化的有效指标，如果持续升高，应尽快联系肝移植中心。

慢性病毒性肝炎是导致终末期肝病和肝癌最常见的原因。最常由乙型肝炎病毒和丙型肝炎病毒引起。5%的乙型肝炎患者合并有丁型肝炎。甲型肝炎不会进展为慢性，极少数免疫缺陷的患者感染戊型肝炎后可以转变为慢性。

13.1 甲型肝炎

感染甲型肝炎病毒（HAV）后可引起急性病毒性肝炎，但是不会发展为慢性肝炎。世界范围内，大多数感染来自于污染的食物和水源。在发达国家，大多数的感染是个人之间的传播，偶尔可见社区流行的报道。接种疫苗或者既往感染过甲型肝炎病毒可获得持久性免疫。推荐所有人都能及时接种甲型肝炎疫苗 ❶。

甲型肝炎由感染到出现临床症状的周期平均30天（15～50天）。临床症状无明显特异性，包括黄疸、厌食、恶心、呕吐、腹痛以及发热等。甲型肝炎的诊断依赖于抗HAV-IgM阳性。黄疸恢复期大约为6周（1～10周）。成年人和大龄青少年比儿童更易发展为重型肝炎或暴发性肝炎。患者很少会出现急性肝炎复发，表现为谷丙转氨酶再次升高，或者是由于胆汁淤积导致持续性瘙痒。甲型肝炎导致的胆汁淤积可能需要短期的糖皮质激素治疗，具体需咨询专家。

13.2 乙型肝炎

13.2.1 乙型肝炎的血清学检测

血清学检测可以判断患者目前乙型肝炎感染的情况，见表13-1。

表13-1 乙型肝炎的血清学检测

项目	HBsAg	抗-HBc	抗-HBs
急性乙型肝炎	+	IgM +	-
慢性乙型肝炎	+	IgG +	-
乙型肝炎恢复期	-	IgG +	+
对乙型肝炎免疫	-	-	+
乙型肝炎易感	-	-	-

注：HBsAg=乙型肝炎表面抗原；抗-HBc=抗乙型肝炎核心抗原抗体；抗-HBs=抗乙型肝炎表面抗原抗体；IgM=免疫球蛋白M；IgG=免疫球蛋白G。

13.2.2 急性乙型肝炎

有乙型肝炎免疫性的成年人在感染乙型肝炎病毒后，95%

❶ 关于甲型肝炎病毒免疫治疗的更多信息，可参见《澳大利亚免疫接种手册》（www.health.gov.au/internet/publishing.nsf/Content/Handbook-home）。

可以清除乙型肝炎病毒，感染6个月内即表现为乙型肝炎表面抗原（HBsAg）阴性，抗乙型肝炎表面抗原抗体（抗-HBs）阴性。

不到1%的患者可进展为暴发性肝衰竭。口服抗病毒药物可有效改善临床症状。在治疗前建议联系肝移植中心。

同时对于与急性乙型肝炎感染者一起生活和有性接触的所有人建议及时接种乙型肝炎疫苗和乙型肝炎免疫球蛋白❶。

13.2.3 慢性乙型肝炎

13.2.3.1 定义和自然史

慢性乙型肝炎是指乙型肝炎表面抗原（HBsAg）阳性超过6个月。所有HBsAg阳性的患者都需要充分评估、判断疾病的发展阶段，也要常规评估感染的自然史。

在澳大利亚，大部分乙型肝炎患者都是由乙型肝炎高发的国家移民过来的（尤其是亚洲、非洲、地中海国家以及太平洋岛国）。感染多发生在围生期和婴幼儿阶段。通过了解围生期感染乙型肝炎的自然史可有明确治疗的最佳时机。乙型肝炎病毒感染存在四个阶段（见图13-1）。

① 免疫耐受期：在最初的15～30年，乙型肝炎e抗原（HBeAg）阳性，乙型肝炎病毒DNA（HBV DNA）水平较高，但没有活动性肝炎表现（如ALT正常）❷。

② 免疫清除期：ALT水平升高，HBV DNA水平波动。在这个时期，患者HBeAg可以由阳性转为阴性，同时抗HBeAg变为阳性。如果这种血清学转化在30岁前发生，通常预后良好。但是，如果这个阶段持续存在，那么很可能会进展为肝纤维化或肝硬化。

---

❶　关于乙型肝炎病毒免疫治疗的更多信息，可参见《澳大利亚免疫接种手册》（www.health.gov.au/internet/publishing.nsf/Content/Handbook-home）。

❷　ALT正常值：男性＜31U/L，女性＜20U/L。

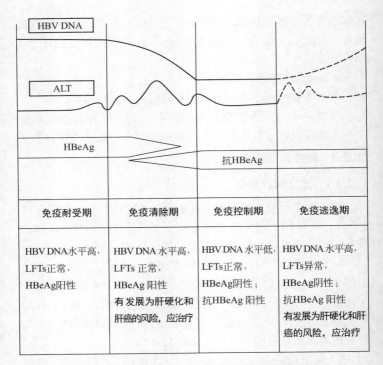

免疫耐受期	免疫清除期	免疫控制期	免疫逃逸期
HBV DNA水平高，LFTs正常，HBeAg阳性	HBV DNA水平高，LFTs正常，HBeAg阳性 有发展为肝硬化和肝癌的风险，应治疗	HBV DNA水平低，LFTs正常，HBeAg阴性；抗HBeAg阳性	HBV DNA水平高，LFTs异常，HBeAg阴性；抗HBeAg阳性 有发展为肝硬化和肝癌的风险，应治疗

图 13-1　慢性乙型肝炎的各个阶段及与治疗的相关性

注：1. ALT=谷丙转氨酶；抗HBeAg=抗乙型肝炎e抗原抗体；HBeAg=乙型肝炎e抗原；HBV DNA=乙型肝炎病毒DNA；LFTs=肝生化。

2.经许可引自澳大利亚HIV医学学会（http://ashm.org.au）。

③ 免疫控制期：患者HBeAg阴性，抗HBeAg阳性，HBV DNA水平较低或检测不到（＜2000U/ml），肝酶正常。

④ 免疫逃逸期：一些患者会发展为免疫逃逸期，表现为HBeAg阴性的慢性乙型肝炎，HBV DNA升高（＞2000U/ml）。这类患者的传染性和炎症表现进一步加重，进展为肝硬化、肝癌的风险增加。

抗病毒治疗主要在免疫清除期和免疫逃逸期进行。

13.2.3.2　慢性乙型肝炎的治疗

慢性乙型肝炎的治疗目的是长期抑制HBV DNA的复制。这样可以有效减少坏死性炎症和纤维化的程度，并阻止向肝衰竭和肝癌的方向进展。HBeAg阳性的患者，通过诱导HBeAg的血清学转换可以长期抑制病毒复制，即使在治疗结束后仍可维持很长一段时间，但是对于很多患者仍需要长期的甚至终生的抗病毒治疗。

两类药物可用于治疗慢性乙型肝炎——直接抗病毒药物（核苷类/核苷类似物）和免疫调节药物（干扰素）。

现在推荐在抗病毒治疗前进行肝活检，除了有出血倾向、肝功能失代偿或门静脉高压的患者。

（1）HBeAg阳性的慢性乙型肝炎

核苷类/核苷类似物是治疗乙型肝炎最常用的药物。它们的优点在于便于服用（每日1次）、便于观察、不良反应少。缺点是治疗周期较长，甚至终生服药，存在药物抵抗的风险，尤其是拉米夫定。拉米夫定已经不作为治疗乙型肝炎的单独用药。新一代的药物（恩替卡韦和替诺福韦）疗效更显著，同时更少发生药物抵抗，目前被认为是乙型肝炎初治患者的一线用药。通过48周的治疗，在67%接受恩替卡韦治疗的患者和76%接受替诺福韦治疗的患者中出现了HBV DNA抑制。但是HBeAg的血清学转换不常见，只有21%的患者在接受恩替卡韦或者替诺福韦治疗后出现。

对于HBV DNA血清水平在中低水平、ALT水平升高、没有肝功能失代偿的患者，聚乙二醇干扰素是最佳的治疗选择。它的优点在于治疗48周没有明显药物抵抗风险，所以对于育龄期妇女常规推荐，从而避免了长期应用核苷类/核苷类似物治疗。缺点在于需要每周皮下注射，不良反应较多，对于HBV DNA高表达，ALT轻度升高或正常以及特定基因型（尤其是基因型C和D）的患者应答率较低。应用聚乙二醇干扰素

48周，HBeAg血清学转换达30%，继续治疗12个月可以增加至41%。

治疗机会的选择是复杂的，应基于患者的年龄、性别、肝炎活动度（ALT水平及肝脏坏死性炎症的程度）以及肝脏纤维化的程度。其他考虑的则是长期治疗的依从性、受教育程度、家庭计划、肝癌的家族史以及患者本人的诉求。

推荐治疗意见如下：

ı 恩替卡韦0.5mg，口服，每日1次，在HBeAg血清学转换后继续12个月，如果没有HBeAg血清学转换，长期口服；

或

ı 替诺福韦300mg，口服，每日1次，在HBeAg血清学转换后继续12个月，如果没有HBeAg血清学转换，长期口服；

或

ı 聚乙二醇干扰素α-2a 180μg，皮下注射，每周1次，共48周。

在疗程结束前终止药物治疗可能会引起重症肝炎，有时甚至是致命性的。

治疗停止后HBeAg再次转阳或是乙型肝炎病毒再次复制的可能性是存在的，所以所有患者必须定期监测相关指标。HBeAg血清学转换在80%经聚乙二醇干扰素治疗后的患者大约维持12个月，但有证据显示当使用核苷类/核苷类似物时这个比率会降低。

（2）HBeAg阴性的慢性乙型肝炎

如何区分HBeAg阴性的患者是在免疫逃逸期还是免疫控制期，依赖于血清ALT和HBV DNA（推荐每3个月一次）的检测。持续的HBV DNA水平超过2000U/ml以及ALT水平升高应该进行肝活检。存在中重度坏死性炎症或是纤维化的患者应该进行抗病毒治疗。其他因素（同HBeAg阳性的慢性乙型肝炎，第179页）在治疗前也应考虑。

对于HBeAg阴性患者，口服核苷/核苷类似物非常有效，可有效抑制HBV DNA复制。经48周治疗，90%口服恩替卡韦的患者以及93%口服替诺福韦的患者未监测到HBV DNA。对于HBeAg阴性的患者，因为HBeAg的血清学转换不再作为治疗终止的目标，接受恩替卡韦或者替诺福韦治疗的患者需要长期用药。患者的依从性是很重要的，因为突然停药可能导致肝炎加重甚至进入失代偿期。

接受聚乙二醇干扰素治疗48周也是可以的，优点在于疗程较口服抗病毒药物短，但是停药后的HBV DNA再次复制比较常见。

推荐治疗如下：

1 恩替卡韦0.5mg，口服，每日1次，长期；
或
1 替诺福韦300mg，每日1次，长期口服；
或
1 聚乙二醇干扰素α-2a 180μg，皮下注射，每周1次，共48周。

（3）肝硬化或重度纤维化

临床或者肝脏病理显示有严重纤维化或肝硬化（合并或不合并明显的肝脏功能衰竭）的患者和可检测到任何HBV DNA的患者，均可从长期的病毒抑制中获益，可以有效改善肝脏功能，减少肝癌的发生率。通常应用抗病毒药物，肝功能失代偿期患者的治疗应与肝移植中心讨论后进行。

推荐治疗如下：

1 恩替卡韦0.5mg，每日1次，长期口服；
或
1 替诺福韦300mg，每日1次，长期口服。

乙型肝炎肝硬化的患者应每半年进行一次超声检查和 AFP 检测以明确有无肝癌。门静脉高压患者应定期行内镜检测以明确有无食管胃底静脉曲张。

（4）应用恩替卡韦或替诺福韦后的监测

患者接受恩替卡韦或替诺福韦治疗后，应在 12 周、24 周、36 周、48 周检测 HBV DNA 水平来评估药物反应情况，未达到最佳疗效（治疗 48 周后 HBV DNA 持续 > 2000U/ml）应该加服其他抗病毒药物[1]。当 HBV DNA 水平在间隔 1 个月内两次较最低值升高 10 倍时，提示两种情况：对药物治疗无反应，或抗病毒药物耐药。耐药性测试，尽管并不对所有患者有效，但仍强烈建议用来指导将来的治疗。

（5）抗病毒药物抵抗

当拉米夫定是治疗慢性乙型肝炎唯一有效的口服药物时，出现抗病毒药物抵抗是非常严重的问题。抗病毒药物抵抗是指大于等于一个 $\log_{10}$ U/ml（10 倍）的病毒数增加，这个增加可以在生化和（或）组织学改变之前数月时发生。

对恩替卡韦和替诺福韦抵抗对于初治者很罕见。

拉米夫定治疗的患者在 48 周内出现耐药性占 14%～32%，5 年内可达到 70%。长期接受拉米夫定治疗未检测到 HBV DNA 的患者可以继续服用，但需每 3 个月检测一次 HBV DNA。拉米夫定耐药的发生可能伴有肝炎的暴发。患有严重肝纤维化或肝硬化的患者，一次病情的加剧可能就伴随急性肝功能衰竭，往往是致命的。

对于拉米夫定治疗患者出现耐药性时应尽早更换方案，推荐治疗如下：

拉米夫定 100mg，口服，每日 1 次；

---

[1] 在撰写本书时，在药品福利计划（PBS）中恩替卡韦和替诺福韦联合治疗是不建议的。最新消息见 PBS 网站（www.pbs.gov.au）。

加用

1　替诺福韦300mg，口服，每日1次；

或

2　阿德福韦10mg，口服，每日1次。

有些医生会单独应用替诺福韦代替，目前仍未出现耐药性，但如果应用阿德福韦，必须联合拉米夫定。

患者在接受多种抗病毒药物许多年后可能出现复杂的耐药性，这时应该积极咨询经验丰富的内科医生。

13.2.3.3　乙型肝炎合并HIV感染

感染HIV的患者感染HBV机会较正常人明显增加，更易导致肝脏疾病的进展。即使患者接受了抗反转录病毒药物的治疗，肝病仍是导致患者死亡的重要原因。由于免疫重建性疾病和抗反转录病毒药物的肝毒性，治疗是相对复杂的。

有些抗反转录病毒药物（如拉米夫定、替诺福韦和恩曲他滨）也有抗HIV的作用，可以同时抗两种病毒。恩替卡韦也被证明有一定的抗HIV活性，如果单独使用可导致HIV病毒的变异。因此，在未完全控制HIV的情况下，应避免应用恩替卡韦。

对于此类患者，治疗取决于患者的需求以及肝病的严重程度。建议就诊于一家专业治疗HIV和HBV感染的医疗机构。

13.2.3.4　肿瘤化疗或者免疫抑制治疗患者合并乙型肝炎的治疗

HBsAg阳性患者如果同时正在接受干细胞治疗、实体器官移植、肿瘤化疗、大剂量糖皮质激素或者其他免疫抑制药物（如利妥昔单抗或英夫利昔单抗）等，他们进展为严重致命性肝衰竭的风险极高。所有准备接受上述治疗的患者都需要首先检测乙型肝炎五项。所有HBsAg阳性的患者需要通过检测HBeAg、抗HBeAg抗体和HBV DNA水平来评估乙型肝炎程度。

（1）HBsAg阳性的患者

所有HBsAg阳性的患者在接受肿瘤化疗或者免疫抑制治疗前应该进行预防用药，理想的时间为治疗前1周。预防用药可有效降低HBV感染相关的肝炎、疾病加重甚至死亡。

HBsAg阳性、HBV DNA水平低或者检测不到患者，应用：

拉米夫定100mg，口服，每日1次，应用至化疗结束后6～12个月❶。

对于乙型肝炎活动期的患者（HBV DNA高表达、活动性肝炎），需要接受更长时间的治疗，为避免拉米夫定的耐药性，应加用恩替卡韦或替诺福韦（第182页）。

（2）HBsAg阴性合并抗HBcAg抗体阳性的患者

接受免疫抑制治疗和化疗可能导致HBsAg阴性合并抗HBcAg抗体阳性患者的HBV的再次活动。所有患者应预防应用拉米夫定，或是密切监测，一旦HBsAg阳性或HBV DNA水平升高，马上开始抗病毒治疗。

13.2.3.5　妊娠期合并乙型肝炎的治疗

对于育龄期妇女理想的选择是48周的聚乙二醇干扰素治疗，而不选择口服抗病毒药物。

如果患者已经在接受口服抗病毒药物治疗，那么是否停止取决于具体利害情况。如果该妇女有严重的肝脏疾病（中重度纤维化），那么停药后存在肝病进展的风险，建议继续应用。大部分口服抗病毒药物被澳大利亚药物管理局（TGA）进行了分类，妊娠期分类为B3类。来自国际抗反转录病毒妊娠注册表的数据显示在妊娠早期应用拉米夫定或者替诺福韦不会增加先天畸形的概率。但是拉米夫定发生耐药性的概率较高，不推荐作为长期用药。

---

❶　在撰写本书时，拉米夫定还无法从药品福利计划（PBS）获得。最新消息见PBS网站（www.pbs.gov.au）。

乙型肝炎病毒会在母亲分娩时传播给婴儿。常规应在婴儿出生 12h 内进行乙型肝炎疫苗的接种和注射乙型肝炎免疫球蛋白（HBIG）作为有效预防措施。

尽管应用这些措施，但如果母亲 HBV DNA 水平较高（> $7\log_{10}$ U/ml），仍然可能将病毒感染给下一代。对于这类患者是否可在妊娠晚期应用抗病毒药物（如拉米夫定）仍然在评估，有时是在与患者仔细商议后给药。

对于妊娠期患者有 HBV 感染的母亲，在下一代出生 12 个月后常规检测 HBsAg。

13.3　丙型肝炎

13.3.1　急性丙型肝炎

并不是所有急性丙型肝炎的患者都需要抗病毒治疗。大约 55% 有症状的患者可以自行清除病毒，在年轻女性和血液中 IL28B（干扰素 -λ）表现多态性的患者中病毒自行清除率更高。

急性丙型肝炎应用聚乙二醇干扰素 -α 单独早期治疗可以有效治疗病毒感染组织向慢性肝炎转化。但是，丙型肝炎因为临床症状和体征不明显很难早期发现。当有些患者有明确的丙型肝炎暴露史（如针刺伤），可以通过生化学检测或检测到 HCV RNA 来确定急性丙型肝炎。推荐寻求专家帮助。

确诊为急性丙型肝炎的患者需要进行 HCV 基因型的检测。在 12 周内进行抗病毒治疗可以最大程度的清除病毒，而不减少应答概率。

聚乙二醇干扰素有明显的不良反应（见第 23 页），因此在治疗时必须仔细寻找合适的患者。在发病 12 周内接受治疗的患者，在经抗病毒治疗 12 ~ 24 周后可以使病毒的持续应答率高达 80% 左右。持续病毒学应答（SVR）是指在结束治疗 24 周后通过聚合酶链反应（PCR）未检测到丙型肝炎病毒。即使感染持续27～52周的患者，单独应用干扰素24周也可以使SVR达到73%。对比单独应用聚乙二醇干扰素和联合利巴韦林治疗的患者，丙型肝炎病毒的清除率无显著差异。

推荐治疗如下[1]：

1 聚乙二醇干扰素α-2a 180μg，皮下注射，每周1次，持续24周；

或

1 聚乙二醇干扰素α-2b 1.5μg/kg，皮下注射，每周1次，持续24周。

HIV患者发生急性丙型肝炎时在即使抗病毒治疗12周后仍未清除病毒，但24周的治疗仍然可以使患者从中获益，这类患者推荐聚乙二醇干扰素联合利巴韦林，SVR可达74%。

13.3.2　慢性丙型肝炎

13.3.2.1　慢性丙型肝炎和纤维化的进程

慢性丙型肝炎是指抗HCV抗体阳性，同时血清中检测出HCV RNA。慢性丙型肝炎的自然病程还没有完全明确，一部分慢性丙型肝炎患者在感染后的大约20年后会进展为肝硬化，也可能进展为肝功能衰竭或肝癌。与肝纤维化进展相关的危险因素见框13-1。治疗与否取决于许多因素，而且应该在专门的门诊进行治疗。

肝活检对于接受治疗的丙型肝炎患者不是强制性的，但是对于存在严重纤维化或肝硬化风险的患者可以明确病情。临床上用来判断明显纤维化的证据包括：血小板减少、谷草转氨酶（AST）水平高于谷丙转氨酶（ALT）水平、脾大、蜘蛛痣等。肝活检对于排除或是明确肝纤维化是必要的，尤其是当患

---

[1]　在撰写本书时，在药品福利计划（PBS）中聚乙二醇干扰素α-2a和聚乙二醇干扰素α-2b不适用于治疗急性丙型肝炎。最新消息见PBS网站（www.pbs.gov.au）。

框 13-1　慢性丙型肝炎肝纤维化的危险因素

- 年龄大于 50 岁；
- 男性；
- 感染持续时间；
- 合并乙型肝炎、HIV 或血吸虫；
- 肝活检判断炎症等级；
- 谷丙转氨酶（ALT）高；
- 饮酒量；
- 吸食大麻；
- 肥胖；
- 2 型糖尿病。

者因为担心药物不良反应而对于抗病毒治疗存在疑虑时。

为了明确纤维化程度，可以替代肝活检的非侵入性检查包括瞬时弹性成像或是检测一系列的生化指标。瞬时弹性成像在临床应用越来越普遍，能准确的检测出纤维化和肝硬化的患者。

13.3.2.2　预防疾病进展的一般治疗

丙型肝炎患者应尽可能减少饮酒和吸食大麻，如果超重应减轻体重。严重纤维化或肝硬化的患者应严格忌酒。

所有丙型肝炎病毒感染者如未感染甲型肝炎病毒及乙型肝炎病毒，应该及时接种疫苗。

13.3.2.3　慢性丙型肝炎的治疗

对于丙型肝炎患者消除丙型肝炎病毒可以明显改善肝脏组织学，缓解肝纤维化的进展，降低肝硬化患者向肝功能衰竭和肝癌发展的概率。因此，尤其是已证实严重肝纤维化或肝硬化的患者应该积极抗病毒治疗，因为可以从中明显获益。

治疗的目标是获得持续病毒学应答（SVR），即在治疗结束 24 周后血清中检测不到 HCV RNA。

治疗前，必须行 HCV 基因型检测（因为结果决定了治疗剂量和持续时间）和 HCV RNA 水平测定。HCV 基因型是最重要的治疗前预测指标（见框 13-2），因为基因型为 2 和 3 的患者最终 SVR 可达到 80%，基因型 1 的患者为 50%。HCV RNA 水平也是预测病毒反应的指标——对于 HCV RNA 水平低于 800000U/ml 的患者更易获得最终的 SVR。IL28B（干扰素-λ）的多样性也可以预测治疗的应答水平。尽管检测并不能全面开展，但是在未来对于患者选择是很重要的。

框 13-2　慢性丙型肝炎治疗前预测指标

- 基因型 2 和基因型 3；
- 低 HCV RNA（病毒载量）；
- 女性；
- 体重 ≤ 75kg；
- 缺乏胰岛素抵抗；
- 谷丙转氨酶（ALT）升高（3 倍正常上限）；
- 无桥接纤维化或肝硬化；
- IL28B 表现多态性。

慢性丙型肝炎的治疗为每周 1 次皮下注射聚乙二醇干扰素，同时每日 2 次口服利巴韦林。剂量和疗程取决于 HCV 基因型。

许多新型治疗方案也在研究中。包括阻断 HCV 生命周期的药物，如蛋白酶抑制剂和聚合酶抑制剂。蛋白酶抑制剂有可能会是第一批投入市场的新药，将用于联合干扰素和利巴韦林一起治疗丙型肝炎。早期对于蛋白酶抑制剂的研究表明它对于难治性的基因型 1 的丙型肝炎可以明显改善 SVR 并缩短疗程。

（1）病毒学应答——导向治疗

患者接受早期治疗获得应答后可减少复发的风险和更高概率的 SVR，无论基因型或纤维化程度。丙型肝炎治疗应答的定义，见表 13-2。

表 13-2　丙型肝炎治疗应答的定义

名词	定义	临床意义
快速病毒学应答（RVR）	在治疗4周检测不到HCV RNA[①]	RVR能高度预测最终的持续病毒学应答（SVR）[②]，不依赖于基因型或治疗方案。但是只有15%～24%的基因型1患者可以获得RVR，基因型为2、3的患者可以达66%
完全早期病毒学应答（cEVR）	在治疗12周后检测不到HCV RNA[①]	基因型1患者获得cEVR最终达SVR的概率为68%～83% 基因型为2、3的患者不推荐12周检测HCV RNA，因为大部分都是阴性的
部分早期病毒学应答（pEVR）	治疗12周HCV RNA下降100倍或更多，但是仍可被检测到	这类患者被认为是"慢性病毒学应答者"，最终SVR为21%～27%。研究认为可延长治疗时间（72周）[③]，但是如果治疗24周后仍可检测到HCV RNA，那么治疗应该停止
无应答	治疗12周后HCV RNA下降小于100倍，或是治疗24周或治疗结束后仍可检测到HCV RNA	对于治疗12周或24周无应答的患者应停止治疗，因为最终SVR可能性很小
复发	在治疗结束后检测不到HCV RNA[①]，但是随后再次出现	复发患者建议接受再次抗病毒治疗

① 通过敏感检测（可发现<50U/ml）未发现HCV RNA。

② SVR是指在治疗结束后24周未检测到HCV RNA。

③ 目前，延长治疗时间（72周）在药品福利计划（PBS）中仍未批准。可登陆PBS网站查看最新信息（www.pbs.gov.au）。

对于**基因型1、基因型4、基因型5、基因型6**的丙型肝炎患者，推荐治疗如下。

1 聚乙二醇干扰素α-2a 180μg，皮下注射，每周1次，48周；

联合

利巴韦林（体重<75kg）400mg晨起口服，600mg晚上口服，48周；

或者利巴韦林（体重≥75kg）600mg，每日2次，口服，48周。

或

1 聚乙二醇干扰素α-2b 1.5μg/kg，皮下注射，每周1次，48周；

联合

利巴韦林（体重<65kg）400mg，每日2次，口服，48周；

或利巴韦林（体重65～85kg）400mg晨起口服，600mg夜间口服，48周；

或利巴韦林（体重86～105kg）600mg，每日2次，口服，48周；

或利巴韦林（体重>105mg）600mg晨起口服，800mg夜间口服，48周。

患者在接受治疗12周后若HCV RNA并没有下降100倍那么应该停止治疗（即无应答，见表13-2），因为最终获得SVR基本不可能。有16%～20%的患者是无应答型的，可能因为基因型多样性的关系。

目前越来越多的证据支持HCV患者的个体化治疗。对于快速病毒学应答（RVR，见表13-2）的患者，治疗前HCV RNA水平小于400000U/ml，没有严重的纤维化，没有明显的不良反应，治疗时间缩短为24周对于最终的SVR并没有太大影响。

对于**基因型2和基因型3**的患者推荐治疗如下：

1 聚乙二醇干扰素α-2a 180μg，皮下注射，每周1次，24周；

联合

利巴韦林400mg，每日2次，口服，24周。

或

1 聚乙二醇干扰素α-2b 1.5μg/kg，皮下注射，每周1次，24周；

联合

利巴韦林（体重＜65kg）400mg，每日2次，口服，24周；

或利巴韦林（体重65～85kg）400mg晨起口服，600mg夜间口服，24周；

或利巴韦林（体重86～105kg）600mg，每日2次，口服，24周；

或利巴韦林（体重＞105mg）600mg晨起口服，800mg夜间口服，24周。

对于基因型2或基因型3患者，如果未获得RVR或者存在严重的肝纤维化或者肝硬化，建议延长治疗周期至48周。

（2）关于指标监测和药物减量的建议

▶ 指标监测

每4周进行一次全血细胞计数和肝功能的生化检测。对于严重肝纤维化或肝硬化的患者，以及治疗前血红蛋白、白细胞或血小板计数减少的患者，要求监测得更频繁，尤其是在接受治疗的第一个月内。每12周进行一次甲状腺功能检测。

▶ 利巴韦林

近来研究均强调利巴韦林剂量的重要性，最终治疗效果取决于利巴韦林应用的持续性。

利巴韦林可导致20%～30%的患者出现溶血性贫血。血红蛋白在治疗初2周内就会下降，在6～8周会达到最低点。这种贫血可作为观察药物疗效的替代性指标——血红蛋白下降超过30g/L与SVR率增加呈相关性。

许多患者可忍受血红蛋白下降至100g/L（甚至80g/L）而没有症状。对于有些出现贫血症状的患者，建议将利巴韦林的日剂量降低200mg，如果需要可再降低200mg。当贫血改善，如果可能的话逐步增加剂量，以保持有效的血药浓度。

> 聚乙二醇干扰素

中性粒细胞减少是聚乙二醇干扰素的常见不良反应。对于聚乙二醇干扰素α-2a或是聚乙二醇干扰素α-2b，如果中性粒细胞数下降至低于$0.75×10^9$/L，建议减量至50%，如果降至低于$0.5×10^9$/L，要求立即停药。但是这些建议都是基于对中性粒细胞数进一步下降的担忧，如在肿瘤化疗患者身上所见而不是在HCV治疗上。在严重感染时，中性粒细胞也可以下降至$0.5×10^9$/L而不再增加。只要患者的一般状态良好，密切监测中性粒细胞数，那么干扰素的最佳剂量可以维持。对于存在感染倾向合并症（如肝硬化、糖尿病、慢性阻塞性肺疾病等）的患者以及老年患者（年龄＞60岁），监测感染应该更积极主动。如果中性粒细胞数降至低于$0.5×10^9$/L，可考虑应用粒细胞集落刺激因子（重组人白细胞生成素300μg，皮下注射，每周1～3次）。

血小板减少也是聚乙二醇干扰素α的一个常见不良反应。尽管产品信息建议减量，但一般应用经验可以允许血小板数降至$30×10^9$/L，只要患者无明显症状，没有其他的出血危险因素，并能密切观察。

13.3.2.4 丙型肝炎合并HIV感染

HIV患者比正常人更易感染HCV，因为这两种病毒的传播模式基本相似。HCV-HIV联合感染可加速肝病进展，增加发生肝脏并发症的概率。肝脏疾病是导致这类患者发病率和死亡率的重要原因，即使接受了规范抗病毒治疗。由于抗反转录病毒药物的肝脏毒性以及与利巴韦林之间的相互作用，治疗起来相对复杂。HCV的所有基因型在感染HIV后对于治疗的反应明显降低。是否开始治疗取决于多种因素，包括病毒基因型、病毒数水平、疾病的阶段和HIV感染的程度（尤其是CD4细胞数）。推荐就诊于一家专业治疗HIV和HCV的医疗机构。

13.4 丁型肝炎

丁型肝炎病毒（HDV）是一种有缺陷性的RNA病毒，它需要依附HBsAg来表现传染性。尽管HDV的患病率各个区域不尽相同，但是有数据估计在大约5%的慢性乙型肝炎患者中合并有HDV感染（全球范围至少1500万～2000万人）。HDV尤其高发于地中海国家、东欧、中东地区、中亚、太平洋岛国、亚马逊流域、撒哈拉沙漠以南或中非，对于这些地区的移民者应常规检测HDV抗体。

基于传染模式，应区分两种感染不同的病程。

若同时感染HBV和HDV，可能导致重症肝炎或暴发性肝炎，尽管95%的患者可以自发恢复并清除两种病毒。

HDV二次感染了HBsAg阳性的患者——90%会发展为慢性丁型肝炎。慢性丁型肝炎可加快疾病进展为肝硬化或肝功能衰竭，同时增加发展为肝癌的风险。

建议就诊于专业医疗中心。只有干扰素是对HDV有效的。

13.5 戊型肝炎

戊型肝炎病毒（HEV）是导致全球范围水源传播引起的黄疸流行性暴发的最常见原因，在非洲、中东地区、中亚和东南亚、墨西哥都有明显的地域性。据估计全球有1/3的人口感染过HEV。通常感染后机体自身可自发性清除，不引起临床症状，但是对于妊娠妇女、老年人和有潜在肝脏病变的患者，有可能进展为暴发性肝功能衰竭，可能是致命的。

急性HEV感染在发达国家很少见，多数是由于近期到疫区国家旅游引起的。但也有报道没有近期疫区旅游的患者感染HEV，这可能通过接触了被传染的猪、鹿以及海鲜类。这些动物的肉类或内脏没有完全烹熟可能是导致HEV感染的传染源。老年男性以及与猪相关的工作（如兽医、农民、屠宰场工人、肉贩）存在感染风险。

近来有越来越多关于免疫缺陷患者感染HEV的报道。

13.6　医务工作者中的针刺伤

针刺伤在医务工作者感染乙型肝炎病毒及丙型肝炎病毒中并不是常见原因。更多关于职业暴露后预防的信息，参见《治疗指南：抗生素分册》。

第14章
非病毒性肝病

14.1 非酒精性脂肪性肝病

非酒精性脂肪性肝病（NAFLD）是引起肝脏生化代谢异常的常见原因，波及了西方国家约30%的社区，由此反映了肥胖和2型糖尿病者也在不断增加。对大部分人来讲，NAFLD是一种良性病变，但有些人会出现严重的肝脏炎症及坏死（非酒精性脂肪性肝炎，NASH）。NAFLD和NASH的发病率随着BMI的升高而增加（两者的发病率在非肥胖人群中分别占15%和3%，在BMI为30～39.9的人群中分别占65%和20%，在BMI≥40的人群中分别占85%和40%），NAFLD与糖耐量受损、胰岛素抵抗、中心型肥胖、血脂异常、高血压及心血管方面危险因素密切相关。该病引起最常见的肝脏生化学表现为AST和ALT升高。

年龄超过40岁、伴有2型糖尿病和肝脏生化异常（AST高于ALT）、同时BMI超过35的患者，发生NASH和进展成肝纤维化的风险显著升高。约20%的NASH患者最终出现肝硬化和原发性肝癌，约40%的肝硬化患者会死于肝脏相关性疾病。NAFLD也是其他因素相关性肝损伤发展成肝纤维化的重要协同因素。

NAFLD相关的自然转归研究显示：最常见的相关死亡原因为心血管疾病。因此，评估和管理心血管相关危险因素非常重要。

推荐的治疗：由一个多学科梯队，包括营养学家、运动生理学家和心理学家（关于超重和肥胖管理的信息参见《治疗指南：内分泌分册》）共同指定的合理的生活方式，如节食、锻炼和行为疗法。节食的主要目的是减轻体重、控制血糖和血脂水平。建议逐渐减轻体重，因为快速减肥会导致NAFLD病情恶化。有多项证据表明，非糖尿病患者服用天然维生素E（每日800国际单位）是有益的。

他汀类药物对大多数患者是安全的。有个常见的认识误区是，有潜在性肝病的患者应用他汀类药物时更易引起肝损伤。实际上，越来越多的证据表明他汀类药物在减轻心血管风险方面起了很重要的作用。

如果患者有以下情况，可考虑减肥手术。如对医生的治疗措施依从性差、老年患者、BMI＞40或BMI＞35且伴有显著症状的基础疾病（如2型糖尿病、缺血性心脏病、阻塞性睡眠呼吸暂停）。

14.2 药物性肝损伤

对于任何伴有肝生化指标异常的患者，应给予以下处理：

> 怀疑患者最近服用的任何药物或补充药物（包括膳食补充剂）。

■ 记录详细的用药史（处方药和非处方药）、中药、正在服用或近期服用的营养品。

■ 查找这些药物肝毒性的报道（没有明确的报道并不意味着这种药物没有肝毒性，因为有些发生率非常低）。

■ 在可能的情况下，停用可疑药物，排除其他因素引起的肝功能异常（如胆汁淤积性肝病、大量酒精摄入、病毒感染、自身免疫及遗传因素）。

■ 进行一系列生化检查直到出现改善的重要临床和生化指标证据。

■ 如患者肝酶或胆红素水平持续偏高或进一步升高，尽快安排患者行专业评估。肝活检有助于诊断，但其结果多难以解释。患者如出现急性肝衰竭、国际标准化比值（INR）大于1.5和（或）出现肝性脑病，应尽快与移植中心联系。

不要用可疑药物激发，因为复发的肝损害后果更严重。

肝损伤相关药物见表14-1。

表14-1 肝损伤相关药物[1,2]

药物种类	举例说明
抗微生物药物	阿莫西林+克拉维酸、氟氯西林、红霉素、阿奇霉素、罗红霉素、甲氧苄啶+磺胺甲噁唑、甲氧苄啶、四环素、呋喃妥因、异烟肼、利福平、环丙沙星、左氧氟沙星、酮康唑
镇痛药	对乙酰氨基酚、非甾体抗炎药（塞来昔布、双氯芬酸、布洛芬、萘普生）
抗癫痫药	苯妥英钠、丙戊酸钠、卡马西平、拉莫三嗪
中草药	康普茶、黑升麻、卡瓦、boh-gol-zhee、紫锥菊、缬草属
免疫抑制剂	硫唑嘌呤、巯嘌呤
治疗HIV药物	奈韦拉平、依法韦仑、利托那韦、去羟肌苷
抗肿瘤药	氟他胺
抗抑郁药	度洛西汀
其他药物	氯丙嗪、双硫仑、雷尼替丁、别嘌醇、他汀类

① 任何药物都可能引起肝损伤。本表所列举药物是基于已经产生肝损害的患者曾应用的药物。依照引起肝损伤的概率在表中做先后排序。

② 本表信息参照以下文献：

Bjornsson E. Review article: drug-induced liver injury in clinical practice. Aliment Pharmacol Ther, 2010, 32(1): 3-13.

Desmond P. Drugs and liver disease [chapter 41]. In: Talley NJ，Segal I，Weltman MD，editors. Gastroenterology and hepatology: a clinical handbook. Marrickville，NSW: Elsevier Australia, 2007.

Suzuki A，Andrade RJ，Bjornsson E，Lucena MI，Lee WM，Yuen NA，et al. Drugs associated with hepatotoxicity and their reporting frequency of liver adverse events in VigiBase: unified list based on international collaborative work. Drug Saf, 2010, 33(6): 503-522.

药物引起的肝功能异常多难以明确诊断。药物引起的肝损伤可能不易鉴定，因为从药物暴露到出现症状，可能存在一定的潜伏期。

西药和中药引起的急性和慢性的肝损伤，可能是肝细胞性、胆汁淤积性或混合性的。在大多情况下，这种改变是轻微、可逆的。少数情况下，肝细胞不可逆的损伤可引起严重后果，如不进行肝移植，可出现肝衰竭或死亡。

肝细胞性损伤的典型表现为肝区不适、腹痛和黄疸、ALT和AST升高。胆汁淤积性肝损伤则表现为黄疸、皮肤瘙痒、ALP和胆红素升高。许多药物会导致混合性肝损伤，引起ALT和ALP同时升高。

药物相关性肝损伤在停药后多是可逆的，如果出现持续的皮肤瘙痒，治疗参照第204页。严重的肝损伤，如出现药物相关性自身免疫性肝炎，可考虑泼尼松（龙）治疗（见第199页）。

经肝脏代谢超过50%且每日服用剂量大于50mg的药物存在肝毒性高风险，某些药物，如对乙酰氨基酚，其肝毒性是剂量依赖性且可预测。然而，即使应用安全剂量范围的药物，某些患者因素（如年龄、遗传因素、基础肝病基础及禁食状态）也会增强肝毒性风险。不可预见的药物高敏性和免疫性应答是非剂量相关的，可发生在服用药物后任何时间。

14.3 遗传性血色素沉积症

遗传性血色素沉积症是一种常染色体隐性遗传病，影响了1/300的澳大利亚白种人后裔。它引起了患者终生体内过多铁沉积，如不能早期确诊会在成年后产生严重的器官功能障碍，现如今发病率很低。许多血色素沉积症患者是无症状的，他们会在常规的血液检测中发现血清铁蛋白升高或亲属疾病筛查中发现并确诊。

铁超负荷最有效的筛查试验是转铁蛋白饱和度和血清

铁蛋白浓度，目前报道的突变HFE基因有三个，即*C282Y*、*H63D*、和*S65C*。但只有*C282Y*纯合子和*C282Y/H63D*杂合子能引起临床上显著的铁沉积，*H63D*不会引起临床上铁沉积，甚至有些*C282Y*纯合子外显率也很低（20%～30%），其出现临床异常表现取决于其他因素，如性别、长期大量饮酒和脂肪变性。一项对这些突变基因的反实验并没有除外临床上过度铁沉积。或许肝活检对于确定是否存在肝纤维化/肝硬化或对疾病的确诊很有必要。目前推荐对血色素沉积症患者进行家族疾病筛查。

本病的治疗是去除铁使全身储存铁恢复正常。通常情况下，有效治疗措施是：

静脉放血疗法，每周静脉放血500ml直至血清铁蛋白浓度低于50μg/L，放血的时间间隔取决于患者临床症状的严重程度及铁沉积的程度。

之后，维持3次/年静脉放血，从而维持血清铁蛋白浓度低于100μg/L。

红十字会服务中心会提供免费静脉放血服务❶。

14.4　自身免疫性肝炎

自身免疫性肝炎是慢性肝病的少见原因。此病女性多发，呈双峰年龄分布。如发现持续的肝生化指标异常应怀疑本病。少见情况下，会出现暴发性肝衰竭。一些药物（如米诺环素和呋喃妥因）会引起自身免疫性肝炎。同时，注意完善血清病毒性检测除外病毒性肝炎。

一项关于自身免疫性肝炎的简化诊断评分系统❷如下（基

---

❶　这项政策法规可适用于所有澳大利亚开展静脉放血医疗服务的地区。

❷　Hennes EM, Zeniya M, Czaja AJ, Pares A, Dalekos GN, Krawitt EL, et al. Simplified criteria for the diagnosis of autoimmune hepatitis. Hepatology, 2008,48(1): 169-176.

于四项指标）：自身抗体阳性［如抗核抗体（ANA）、平滑肌抗体（SMA）、抗1型肝肾微粒体抗体（抗-LKM1）］、IgG升高、肝活检示典型组织学表现、除外病毒性肝炎。本病引起的严重肝损伤的初始治疗为：

口服泼尼松（龙）40 ～ 60mg/d❶。

严重肝损伤的患者如对高剂量的泼尼松（龙）有良好应答，进一步治疗可参照轻中度肝损伤患者。

对于轻中度自身免疫性肝炎，在某些人群，如高龄、进展期肝纤维化仅耐受低剂量糖皮质激素者，硫唑嘌呤和巯嘌呤可作为糖皮质激素替代药物。药物剂量参照巯基嘌呤代谢物的检测（见第15页）。给予：

每日泼尼松（龙）15 ～ 30mg，口服❶；
加以下任一种
l 每日硫唑嘌呤1 ～ 2mg/kg，口服；
或
l 每日巯嘌呤0.5 ～ 1mg/kg，口服。

对于不能耐受硫唑嘌呤或巯嘌呤初始治疗的患者，应考虑换药。无应答患者应转诊。

大部分患者需终生低剂量维持治疗。随着肝脏生化指标的改善，泼尼松（龙）的剂量可逐渐减少，但需要低剂量泼尼松（龙）和硫唑嘌呤长期维持。如患者不耐受泼尼松（龙），可给予硫唑嘌呤或巯嘌呤维持治疗。

14.5 原发性胆汁性肝硬化

原发性胆汁性肝硬化是慢性肝病的少见原因。本病常伴有皮肤瘙痒（见第204页）、乏力，生化指标显示胆汁淤积，

❶ 采取恰当的措施减少长期应用糖皮质激素引起的不良反应（如骨密度降低，见第12 ～ 14页）。

多见于女性。该病的诊断及病程分期多依赖于抗线粒体抗体的检测和肝活检。随机临床对照试验的荟萃分析显示熊去氧胆酸可提高患者生存率，诊断后应尽快给予：

熊去氧胆酸 13 ～ 15mg/（kg·d），可单次或分次口服。

最近的研究显示，对熊去氧胆酸肝生化应答较好的患者预后良好。同时，患者应服用脂溶性维生素，并定期行骨密度检查。骨质减少或骨质疏松者的治疗可参见《治疗指南：内分泌分册》。

14.6 囊性纤维化和胆汁性肝硬化

胆汁性肝硬化易发生于伴有囊性纤维化的青少年，多伴有门静脉高压（见第205页）。熊去氧胆酸可改善肝生化指标及肝胆系症状。

14.7 原发性硬化性胆管炎

原发性硬化性胆管炎多伴有炎性肠病（70% ～ 80%），其特点是肝内和（或）肝外胆管的狭窄、胆汁淤积。在诊断方面，磁共振胰胆管造影术（MRCP）具有无创性、不诱发感染等特点，优于内镜逆行胰胆管造影术（ERCP）。对于早期/轻症无明显狭窄的患者，低剂量的熊去氧胆酸 [10 ～ 15mg/（kg·d）] 有效，目前的医学证据不支持高剂量 [28 ～ 30mg/（kg·d）] 药物治疗。有研究显示，同时患有原发性硬化性胆管炎和结肠炎的患者，应用熊去氧胆酸能降低发生结肠癌的风险。如并发胆管炎，需应用抗生素控制（参见《治疗指南：抗生素分册》）。有些患者需进行ERCP对胆道狭窄处扩张和放置支架。

患者应服用脂溶性维生素，并定期行骨密度检查。骨质减少或骨质疏松者的治疗可参见《治疗指南：内分泌分册》。患者病情恶化，如体重下降、黄疸，应完善检查除外胆管癌。

14.8　急性酒精性肝炎

大量饮酒可导致急性或慢性肝损伤。一般来说，治疗的主要目的是使患者戒酒。戒酒后，病情会逐渐稳定，肝生化指标也会改善。急性酒精性肝炎可表现为早期黄疸、外周血白细胞计数升高、发热、肝区疼痛和压痛阳性，也可伴有肝性脑病。患者多有特征性的肝生化指标异常，如AST/ALT比例倒置、AST浓度大于ALT浓度2～3倍且二者浓度均低于300U/ml、胆红素升高。多数情况下，据临床表现及生化结果即可诊断，肝活检并非必需。营养支持，包括肠内营养治疗，被认为是有效的。

目前，有些评分系统可评估病情严重程度及筛选对糖皮质激素敏感的患者。这些评分系统包括Maddrey判别函数（MDF）、Glasgow酒精性肝炎评分系统、终末期肝病模型（MELD）和Lille评分系统❶。如患者MDF评分＞32，MELD评分＞18或存在肝性脑病，需考虑泼尼松（龙）治疗，因为这些情况下，患者1月内死亡率高达30%～50%。用法：

泼尼松（龙）40mg，口服，每日1次，服用28天后停药或逐渐减量，应用3周。如果药物应用7天无效，应停药。

约40%患者对泼尼松（龙）是无应答的。治疗禁忌证：未治疗的脓毒症、消化道出血、肝肾综合征及未治疗的慢性乙型病毒性肝炎。

如患者有泼尼松（龙）用药禁忌或早期肾衰竭，可考虑己酮可可碱。己酮可可碱禁用于对咖啡因和茶碱不耐受者。

14.9　妊娠期胆汁淤积

妊娠期间可出现伴有明显临床症状（如皮肤瘙痒、恶心）

---

❶　这些评分系统的计算器见www.lillemodel.com。

的胆汁淤积，多发生在妊娠25周以后。从遗传角度来讲，该病与胆管运输蛋白BSEP和MDR3有关。胆汁淤积与胎儿宫内死亡、死胎密切相关，会在胎儿分娩后缓解，但下次妊娠又会复发。易感患者口服避孕药后可出现胆汁淤积。

瘙痒症通常在妊娠晚期出现，皮肤瘙痒范围逐渐扩大，程度逐渐加重。除瘙痒抓痕外，皮肤起初外观是正常的，2～4周后可出现明显黄疸，起初肝生化指标可正常，但大多数患者后期转氨酶显著升高（可达正常高值20倍），30%患者出现γ-谷氨酰基转肽酶明显升高，10%患者出现胆红素明显升高。本病诊断依赖于血清胆汁酸的升高（大于10μmol/L）。

轻症胆汁淤积可应用止痒润肤剂，如乳脂、0.5%薄荷醇或0.5%标苯酚水溶剂。

胎儿并发症的发生与胆汁酸浓度（大于40μmol/L）密切相关，胆汁淤积逐渐进展可导致早产。

对于重症患者，熊去氧胆酸可改善孕妇症状和胎儿结局。用法：

熊去氧胆酸10～20mg/（kg·d），口服，单次或分次用药（TGA分类B3类）。

为改善症状，可也按以下用法：

考来烯胺4g，口服，每日2～3次（最大剂量16g/d）（TGA分类B2类）。为达到最佳效果，第一次服药时间为早餐前1h，第二次服药时间为早餐后1h。如同时口服其他药物，药物应在服用考来烯胺前1h或服用考来烯胺后4～6h使用。

考来烯胺可加重胎儿维生素K缺乏（由于母亲缺乏维生素K）。

14.10 胆汁淤积性肝病相关的瘙痒症

不论何种原因引起的胆汁淤积性肝病，瘙痒都会引起患者倍感不适。如果潜在的肝病病情不能改善，瘙痒的治疗效果会不佳。为缓解症状，可如下治疗：

考来烯胺4g口服，每日2～3次（最大剂量16g/d）。为达到最佳效果，第一次服药时间为早餐前1h，第二次服药时间为早餐后1h。如同时口服其他药物，药物应在服用考来烯胺前1h或服用考来烯胺后4～6h使用。

如果考来烯胺不能有效缓解症状，可加用：

熊去氧胆酸13～15mg/（kg·d），口服，单次或分次用药。

联合应用以上两种药物后，如症状仍缓解不明显，可尝试应用：

利福平150～600mg/d，口服。

应用利福平期间应密切监测肝功能，此药可引起肝损伤。

纳曲酮是另一种可尝试用于治疗瘙痒症的药物，但限于专科救治中心应用。有限的资料显示舍曲林对瘙痒症有效。另外，成功的肝移植可解除皮肤瘙痒。

第15章
晚期肝病

　　任何病因引起的慢性肝病均可进展为肝硬化、门静脉高压，并出现需要治疗干预的并发症。应当优先治疗潜在的肝脏疾病（如戒酒、乙型肝炎肝硬化的抗病毒治疗或糖皮质激素治疗自身免疫性肝炎）。即使是在有显著肝衰竭的患者，优先治疗潜在的肝脏疾病也可使肝功能和门静脉高压得到显著改善。

　　肝硬化引起血流动力学变化而导致液体潴留和腹水，这些变化在肝病恶化时变得更难以控制。腹水患者有进一步发生并发症的风险，如自发性细菌性腹膜炎和肝肾综合征。门静脉高压通常导致食管静脉曲张，食管静脉曲张破裂可引起严重的胃肠道出血。肝性脑病可由严重肝功能衰竭引起。脑病也可发生在存在大量自发门体分流的患者，即使他们的肝脏合成功能得以保留。骨质疏松、维生素D缺乏和营养不良在肝硬化较为常见。肝硬化患者发生肝细胞癌的年发病率为2%～5%。

　　肝移植可延长晚期肝病患者的生存期，适当、及时的转诊对获得最佳预后也是至关重要的（见第215页）。

15.1　腹水

15.1.1　腹水的进展

　　肝硬化腹水是门静脉高压、低白蛋白血症和肾脏潴钠作用增强的结果。

　　大量腹水在体检时即十分明显，但少量腹水只有通过影像学检查才可被发现。

腹腔穿刺显示，肝硬化腹水有漏出液的特点，血清与腹水中白蛋白的浓度差较大（＞11g/L）。出现渗出物表示可能发生了并发症，如自发性细菌性腹膜炎（见第208页）或肝细胞癌（见第214页），或者腹水与其他疾病过程相关（如恶性肿瘤、胰腺炎或结核病）。对于新发腹水患者或并发症突然恶化者应当进行全面评估。

对于腹水来说，治疗的目的是缓解症状，而非彻底消除腹水。

15.1.2 轻度腹水

轻度腹水患者应低盐饮食（每日钠摄入量≤2.5g，见第216页），如有可能应咨询营养师。不应摄入盐替代品。尽量避免使用潴钠药物（如非甾体抗炎药）或是含有较多钠的药物（如抗酸药、可溶性阿司匹林、泡腾药剂、替卡西林）。

如果腹水出现了症状（导致腹部不适或腹胀），用

螺内酯50～100mg/d，晨服。

对于不能耐受螺内酯的患者（如出现男子乳房发育伴有疼痛），用

阿米洛利10～20mg/d，晨服。

利尿药可能会导致低钠血症、血钾浓度改变和肾功能损害，所以应该定期监测血清电解质和肾功能。

15.1.3 中度至重度腹水

如无复杂因素，应尽可能对中至重度腹水者在门诊进行管理。有些情况下，患者需要住院治疗、卧床、每天称体重、监测血清电解质和肾功能。取腹水样本进行检测以排除自发性细菌性腹膜炎（见第208页）。治疗用：

螺内酯开始100mg/d口服。后根据需要每4～7天加量一次，每次增加100mg，直至最大剂量400mg/d。

没有明显外周性水肿的患者，体重下降不应该超过1kg/d。若螺内酯无效，可加：

呋塞米40mg/d口服。后根据需要每4～7天加量一次，每次增加40mg，直至最大剂量160mg/d。

应用利尿药的患者如出现低钠血症或血清肌酐浓度升高，应减少利尿药剂量并考虑停止联合应用利尿药。电解质和血肌酐恢复正常后可再次使用利尿药或增加利尿药剂量。肾功正常的稀释性低钠血症，应限制水的摄入量，800～1500ml/d。

对于难治性或顽固性腹水，应大量放腹水，例如在1～6h内放掉5～10L的腹水（大容量穿刺术），这样可以改善症状、缩短住院时间。临床研究表明，如果放腹水的同时，以6～8g/L的速度输注白蛋白，大量放腹水引起的并发症就会减少。因为有发生肝肾综合征的危险，所以对有肾功能损害的患者应当给予关注。

中重度腹水患者容易出现严重的营养不良。这一情况可能因为液体潴留引起的体重增加而被忽视。腹水患者由于限制经口食物摄入量以及能量消耗的增加而致营养不良。保证足够的蛋白摄取至关重要［1～1.5g/（kg·d），见第217页］。可能需要口服营养补充剂。可从营养师那里获得建议。

15.1.4 顽固性腹水

顽固性腹水需要专科护理并考虑以下治疗：

· 反复腹腔穿刺；

· 经皮在肝和门脉之间插入支架以降低门静脉压［经颈静脉肝内门体分流术（TIPS）］；

· 肝移植。

15.2　自发性细菌性腹膜炎

对自发性细菌性腹膜炎（spontaneous bacterial peritonitis, SBP）的处理参见《治疗指南：抗生素分册》。任何临床状况恶化的腹水患者均应考虑SBP。

15.3　肝肾综合征

肝肾综合征（hepatorenal syndrome, HRS）是一种功能性肾衰竭，多发生于晚期肝硬化患者，通常见于严重腹水和低钠血症初期。可能的诱发原因是感染，特别是自发性细菌性腹膜炎、利尿药、肾毒性药物、胃肠道出血或大量放腹水。

HRS包括2种类型。1型HRS血清肌酐浓度迅速升高，预后差。2型HRS肾功能恶化通常较慢，一般需要几周时间，当去除诱因和（或）予治疗干预后可发生逆转。

HRS高危患者要注意避免肾功能损害：

- 当出现低钠血症或肾功能恶化时，监测利尿药的使用并调整剂量或停止用药。

- 大量放腹水者给予静脉输注白蛋白。

- SBP高危患者给予静脉输注白蛋白（见《治疗指南：抗生素分册》）。

- 肝硬化患者合并消化道出血时预防性应用抗生素（见《治疗指南：抗生素分册》）。

- 避免应用肾毒性药物（如氨基糖苷类、非甾体抗炎药）。

初始治疗是纠正低血容量和其他诱因。如果肾功能不改善，考虑使用：

特利加压素0.5 ~ 2 mg，静注6 ~ 12h，用7 ~ 14天[1]；

加用

---

[1]　特利加压素尚未在澳大利亚注册使用，但可通过Special Access Scheme获得。电话：(02) 6232 8111，网址：www.tga.gov.au/hp/sas.htm。

20% 白蛋白 100ml 静注，每日 2 次，用 7 ~ 14 天。

接受特利加压素治疗的患者无需监测心功能，但需要密切监测罕见的全身缺血的不良反应。

特利加压素联合白蛋白已被证实可以逆转 1 型 HRS，并改善短期预后。在没有进行肝移植的情况下能否改善长期预后还未被证实。

发生 HRS 的患者可考虑肝移植（见第 215 页）。透析不作为 HRS 的常规处理措施，仅作为进行肝移植的过渡。

15.4 食管静脉曲张破裂出血

食管静脉曲张是黏膜下血管扩张，是门体静脉的交通支对门脉高压的反应。唯一的症状为胃肠道出血。

急性静脉曲张出血的死亡率为 20% ~ 40%。出血的控制很大程度上取决于当地的医疗条件。

15.4.1 出血的一级预防

肝硬化患者和有门脉高压临床表现的患者应该通过诊断性内镜检查寻找食管静脉曲张并确定其出血风险。对于中、大静脉曲张的患者应进行出血的一级预防。非选择性 β 受体阻滞药或内镜下曲张静脉套扎术可降低出血风险。对 β 受体阻滞药无禁忌的患者可以使用：

普萘洛尔 20mg 口服，每日 2 次，后增加到 80mg 口服，每日 2 次（不论心率多快，应使静息心率减少 25% 或至 60 次/分）。

对 β 受体阻滞药不能耐受或有禁忌者，或未能降至目标心率者，可以考虑使用内镜下曲张静脉套扎术。每 2 ~ 6 周重复此过程，直至曲张静脉闭塞，然后每 6 ~ 12 个月对其进行监测。

15.4.2 出血的初始治疗

应把食管静脉曲张破裂出血患者安置在配置有检测中心静脉压和动脉压仪器的重症监护室中。

治疗包括复苏，起初输注的为血浆扩容液（优先于0.9%氯化钠），紧接着为血液。避免输注过多而导致门静脉压的进一步升高。应行急诊内镜检查以明确此次出血的原因是否为静脉曲张，因为在肝硬化患者中，消化性溃疡所致出血也很常见（见"出血性消化道溃疡"，第60页）。如有可能，可行内镜下曲张静脉套扎术。

有门静脉高压的消化道出血患者，使用奥曲肽可以减少内脏血流量、降低门静脉压，应尽快使用。用法：

奥曲肽立即50μg静注，随即25~50μg/h，静滴2~5天。

奥曲肽可控制首次出血，但对死亡率没有影响。

特利加压素也可用于治疗食管静脉曲张破裂出血。就如奥曲肽那样，特利加压素可减少内脏血流量、降低门静脉压。如可获得，用法：

特利加压素2mg静注，每6h一次，用2~5天[1]。

肝硬化患者出现消化道出血应接受7天的预防性抗生素治疗（见《治疗指南：抗生素分册》）。

如果患者的凝血功能缺陷，用新鲜冰冻血浆替换凝血因子。血小板减少症者需要输注血小板。

如果内镜治疗失败或是无法用内镜治疗，且奥曲肽和特利加压素已经使用，仍出血不止时，可以用气囊压迫24~48h控制失血（如三腔二囊管）。当使用这种管时，只需将胃部气囊充气，X线检查位置，然后牵引最长24h。食管球囊充

---

[1] 特利加压素尚未在澳大利亚注册使用，但可通过 Special Access Scheme 获得。电话：(02) 6232 8111，网址：www.tga.gov.au/hp/sas.htm。

气可引起严重的食管坏死。

15.4.3 持续出血

持续食管静脉曲张破裂出血会造成高死亡率。在使用球囊压迫48h后，仍然需要内镜治疗。可以辅助给予奥曲肽和特利加压素治疗（参见上文的"出血的初始治疗"）。

急诊经颈静脉肝内门体分流术（TIPS）或是急诊外科门体分流术也可以考虑，这要根据当时的医疗条件而定。

15.4.4 预防再次出血

对于食管静脉曲张出血的肝硬化患者，12个月内再次出血的风险为60%。内镜联合长期药物治疗（见"出血的一级预防"，第209页）是降低这种再出血风险的最有效措施。定期重复内镜下曲张静脉套扎术直至曲张静脉消失。定期监测食管静脉曲张复发。

对于经过上述治疗后仍再次出血的患者，可以考虑TIPS或外科门体分流术。

15.5 肝性脑病

15.5.1 临床特点

肝性脑病是一种有神经精神症状和体征的综合征（包括昏迷），可出现于严重肝病。肝性脑病可发生于急性暴发性肝衰竭和慢性肝脏疾病患者（尤其是肝硬化患者）。

肝性脑病的早期特征为智力、性格和情感的改变，睡眠障碍以及对时间和空间的定向力障碍。扑翼样震颤是诊断肝性脑病的重要依据，但是它在严重的肝脏疾病中是非特异性的。肝臭与呼气中含有硫醇有关。绘画和构建实物（如五角星）的能力下降、动脉血氨的浓度升高、脑电图的改变，均提示肝性脑病。

15.5.2 治疗

15.5.2.1 急性肝性脑病

肝性脑病的治疗包括发现并纠正诱发因素，如肾功能损害、消化道出血、感染［包括自发性细菌性腹膜炎（SBP）］和电解质紊乱、便秘及不能坚持治疗。肝性脑病可因使用镇静药和阿片类物质而恶化。

定期评估患者的意识水平。严重脑病和昏迷的患者可能需要气管插管和呼吸支持。

治疗肝性脑病的药物是通过减少结肠细菌的数量或是降低结肠的pH值来达到减少胺类物质吸收的目的。

对于急性肝性脑病，使用：

乳果糖30ml口服（儿童：1ml/kg，最大剂量30ml），初始每1～2h给1次，以诱导快速轻泻。

当出现腹泻时，减少剂量，用法：

乳果糖30ml口服（儿童：1ml/kg，最大剂量30ml），每日2～3次。

对于昏迷或无法吞咽的患者，乳果糖可通过鼻胃管或与水混合经直肠给药。

当使用频繁剂量治疗急性脑病时，密切监测患者肠道扩张情况。

没有诱因的急性脑病较易识别，在等待脓毒性结果出来之前即开始经验性抗感染治疗。用法：

1 头孢曲松钠1g（儿童：25mg/kg，最大剂量1g），每日静注；

　或

2 头孢噻肟钠1g（儿童：25mg/kg，最大剂量1g），静注，每8h一次；

或

3　哌拉西林4g＋他唑巴坦0.5g［儿童：（100+12.5）mg/kg，最大剂量（4+0.5）g］，静注，每8h一次；

或

3　替卡西林3g＋克拉维酸0.1g［儿童：（50+1.7）mg/kg，最大剂量（3+0.1）g］，静注，每6h一次。

如果患者接受甲氧苄啶＋磺胺甲噁唑或诺氟沙星预防发生SBP，链球菌或肠球菌感染更为常见。由于头孢菌素对肠球菌不敏感，故应如下所述加入头孢曲松和头孢噻肟治疗：

阿莫西林/氨苄西林1g（儿童：25mg/kg，最大剂量1g），静注，每6h一次。

对出现青霉素速发型超敏反应[1]的患者，寻求专家建议。

获得培养结果后，根据结果调整抗生素。持续使用抗生素直至感染临床症状消失（通常5～10天）。如果明确另有诱因，可以停用抗生素。

与以往的做法不同，急性脑病者不推荐限制蛋白质。但是，对于没有气道保护的严重脑病者，应暂停口服和鼻饲。

15.5.2.2　复发及慢性肝性脑病

预防复发性肝性脑病，或治疗慢性肝性脑病的用药：

乳果糖30ml（儿童：1ml/kg，最大剂量30ml），口服，每日3～4次，可保证每日2～3次软便。

口服不能吸收的抗生素如利福昔明[2]，已被证实可减少肝

---

[1]　速发型超敏反应（IgE介导）反应的特点是用药后1～2h内出现荨麻疹、血管性水肿、支气管痉挛或其他过敏反应。更多关于青霉素超敏反应的信息，参见《治疗指南：抗生素分册》。

[2]　利福昔明尚未在澳大利亚注册使用，但可通过Special Access Scheme获得。电话：(02) 6232 8111，网址：www.tga.gov.au/hp/sas.htm。

性脑病的复发，甚至是在定期服用乳果糖的患者。

不推荐使用新霉素。其疗效尚未被证实，且长期使用有明显耳毒性和肾毒性。

由于慢性肝病患者通常会有严重的营养不良，所以不推荐限制蛋白质的摄入。在一般情况下，鼓励患者尽可能的摄入高蛋白，以达到蛋白质 $1 \sim 1.5g/(kg \cdot d)$（见第217页）。增加骨骼肌质量可能会改善脑病。少部分失代偿期肝硬化患者不能耐受蛋白质。支链氨基酸可有助于这类患者保持正氮平衡，并对慢性肝性脑病有益。

可以通过血管造影闭塞来评估慢性肝性脑病患者的大型门体分流术。建议复发或慢性肝性脑患者可考虑肝移植转诊（见第215页）。

15.6 肝细胞癌

肝细胞癌（hepatocellular carcinoma，HCC）是各种病因所致肝硬化的常见并发症。特别是在HBV或HCV感染所致的肝硬化患者中发病率最高。早期诊断是治愈的关键。建议对所有肝硬化患者进行监测，每6个月行肝脏超声、血清甲胎蛋白（AFP）检测。

肝硬化患者的HCC通过动态增强成像的特征性表现诊断（CT或MRI），通常（但不总是）与AFP浓度升高相关。活检并不是诊断常规，但对于影像学检查无法确定的微小病变，应考虑活检。

HCC需要综合治疗，并应在一个有经验的单位进行。根据肿瘤的数量、大小、位置、血管浸润或肿瘤转移情况、潜在肝脏疾病的严重程度和患者的自身状态选择治疗方案。这些因素被纳入分期系统（如巴塞罗那临床肝癌系统）来指导治疗。

肝移植（见下文）为HCC患者提供了最佳的长期生存，对于符合一定的标准（如米兰标准：单个肿瘤直径小于5cm，或三个及以下的肿瘤直径小于3cm）的患者应考虑行肝移植。手术切除可用于治疗代偿期肝硬化及没有门静脉高压的HCC患者，但这些患者仍有肝癌进一步发展的风险（5年内有60%～80%的患者复发或出现新的肿瘤）。

然而，大多数的HCC患者不适合手术切除或肝移植。许多有效的非手术方法被广泛用于清除肿瘤或控制其生长——它们可以改善肝癌合并代偿期肝硬化（肝硬化分级为Childs A或Childs B早期）患者的生活质量。非手术治疗应交由有经验的介入放射科医生完成，包括射频消融、经动脉化疗栓塞和动脉内放疗栓塞。

以前，没有药物可以用于治疗晚期肝癌患者。直至最近，索拉非尼，一种口服多激酶抑制剂，已被证明可以延长代偿期肝硬化（Childs A）和晚期肝癌患者生存期——现在被视为这些患者的标准治疗。用法：

索拉非尼400mg，口服，每日2次。

索拉非尼可能有严重的不良反应，需要先驱性治疗（如高血压管理、足部检查、使用润肤保温剂）和剂量减少或停止使用（索拉非尼的更多信息见第27页）。

失代偿期肝硬化和晚期肝癌患者应仅接受支持治疗。

15.7 肝移植转诊

肝移植可显著改善失代偿期肝硬化和早期肝癌患者的预后。有难治性腹水、SBP、复发或慢性肝性脑病或显著营养不良的患者应考虑转诊到肝移植机构进行治疗。此外，如有下列情况之一者也应被转诊至肝移植单位：

- Child-Turcotte-Pugh评分（基于腹水、脑病、血清胆红素、白蛋白和INR程度）在B7～B8或以上❶。

• 终末期肝病模型（MELD）评分（基于血清胆红素、肌酐、INR）13～15或以上❷。

未被提及的患者在严重肝衰竭前可能不适合移植，因此早期推荐是可取的。肝移植的禁忌证包括晚期肝癌、肝外恶性肿瘤、不受控制的肝外感染、酗酒或药物滥用、显著的冠心病或脑血管病、社会支持不足。

15.8 晚期肝病的营养支持

晚期肝病患者营养不良很常见。减少食物摄入量可能是味觉改变和缺乏食欲的结果。此外，这些患者蛋白质的需求量几乎是一个健康成年人的双倍。缺乏足够的膳食蛋白质会导致肌肉萎缩。液体潴留（以腹水和水肿的形式）可能会掩盖体重减少。重要的是要确保充足的高质量的营养摄入。考虑给予有明显水肿或腹水的患者不加盐饮食，和（或）给予营养不良的患者高蛋白质和高热量饮食。

15.8.1 不添加盐饮食

在体液潴留患者的管理中，盐的限制是非常重要的，旨在使每日钠摄入量为2.5g或更少。

"不添加盐"饮食的要点是：

• 在准备食物或烹调食物时不加食盐；

• 在吃东西之前不要在餐桌上加盐；

• 避免高盐或加盐的食物；

• 选择不添加盐的商业化产品。

盐替代品可能是危险的，不建议使用。"不添加盐"饮食

---

❶ 可用Child-Turcotte-Pugh评分计算器（www.mdcalc.com/child-pugh-score-for-cirrhosis-mortality）。

❷ 可用MELD评分计算器（www.mdcalc.com/meld-score-model-for-end-stage-liver-disease-12-and-older）。

的细节，包括应避免食物的清单，见澳大利亚胃肠病学会的用户信息（www.gesa.org.au）。

许多含盐很高的食物，热量、蛋白质、脂肪含量也很高，可用于营养不良的治疗。推荐听从营养师的建议。

15.8.2　高蛋白高能量饮食

晚期肝病患者的每日蛋白质摄入量为 1 ～ 1.5g/kg。高能量饮食（与高蛋白结合）确保维持脂肪储存，而不作为能量来源。可获得高蛋白高能量饮食的详细患者信息❶，并采用以下建议：

- 在每餐和小吃时进食高蛋白食品（低盐，如果需要的话）；
- 增加能量摄入（如加入奶油、黄油、沙拉酱等和含有适当糖的食物）；
- 如果食欲很差，少食多餐（每2 ～ 3h）；
- 在睡觉前吃零食；
- 考虑咨询营养师，以保证营养充足，特别是如果有其他饮食因素需要考虑时（如糖尿病、液体限制、素食）。

对于无法满足营养需求的患者，推荐使用口服补充剂。

---

❶ 高蛋白高能量饮食的详细患者信息可从"昆士兰健康"（www.health.qld.gov.au/nutrition/resources/hphe_hphe.pdf）以及澳大利亚胃肠病学会（www.gesa.org.au）获得。

第16章
营养支持

16.1 常见的维生素和矿物质代谢疾病

许多澳大利亚人经常购买非处方的维生素及矿物质药品，尚无证据支持或反对这种行为，但是有证据表明在没有适当的病因而大量摄入这些药品是有害的。某些高危人群存在因摄入不足发生微量元素缺乏的危险，如孕妇、老年人、严格的素食主义者、酗酒者、水果及蔬菜摄入不足者。对于这些人群，补充营养素是有益的。许多医学情况也会增加维生素和矿物质缺乏风险以及危害患者的营养状况。

本章所涉及的丰富膳食营养素来源见表16-1。国家健康与医学研究委员会提供了维生素和矿物质每日推荐摄入量的营养参考值（www.nhmrc.gov.au/publications/synopses/n35syn.htm）。

16.1.1 维生素缺乏症

16.1.1.1 维生素A缺乏症

维生素A缺乏症在发达国家发病率较低却是发展中国家的常见病。多见于没有充足补充的囊性纤维化患者。该病也可发生在肝胆疾病和其他脂肪吸收障碍相关的疾病。其他可增加维生素A缺乏症发生风险的情况包括神经性厌食症、乳糜泻、减重手术以及短肠综合征。

维生素A缺乏症最严重的后果是导致夜盲、全盲以及眼干燥症。同时导致感染加重以及加大死亡风险。

单纯的维生素A缺乏症无需纠正，除非出现相关临床综合征。目前尚无在肝脏疾病补充维生素A的指南发表。通常使

治疗指南：胃肠病分册

用维生素 A 胶囊（50000U）。当患者口服吸收障碍时可使用肌内注射❶。警告：补充维生素 A 时应注意监测药物过量和毒性。当患者需要补充时应每3个月监测一次维生素 A 的血药浓度。

过量摄入维生素 A（视黄醇）可导致恶心、脱发、幻视、皮肤橙色病变、共济失调、肝毒性以及致畸。过量摄入 β-胡萝卜素（维生素 A 原）可使皮肤和眼睛变黄或橙色。富含维生素 A 的食物见表 16-1。

16.1.1.2 维生素 B_1（硫胺素）缺乏症

维生素 B_1 缺乏症在饮酒者中常见。肥胖减重手术会增加维生素 B_1 缺乏的风险。

周围神经病变是最普遍的表现。也会导致脚气病和免疫功能低下以及韦尼克-科尔萨科夫综合征（见下文）。

治疗和预防本病，可用：

维生素 B_1 100mg，口服，每日1次。

酒精性肝病患者在戒酒后无需长期补充维生素 B_1。

如果饮酒者需要补充葡萄糖，也应同时补充维生素 B_1，因为糖代谢进一步消耗维生素 B_1 的储备，可诱发韦尼克脑病。用法：

维生素 B_1 100～200mg，静脉输注，每日1次，连续3天后改口服❷。

韦尼克脑病是由维生素 B_1 缺乏引起的危及生命的一种并发症，表现为眼肌麻痹、共济失调、昏迷。发病者多为长期

---

❶ 在 Special Access Scheme 中，维生素 A 可以注射给药。电话：(02) 6232 3111，网址：www.tga.gov.au/hp/sas.htm。

❷ 在 Special Access Scheme 中，维生素 B_1 可以注射给药。电话：(02) 6232 3111，网址：www.tga.gov.au/hp/sas.htm。

饮酒者，也会发生在肥胖减重手术后、肿瘤、反复呕吐或慢性腹泻。需要立即治疗以最大限度地减少不可逆的神经损害。2004年发表的一篇Cochrane综述[1]表明，维生素B_1治疗和预防因酗酒导致韦尼克脑病的最佳剂量、频次、给药途径和疗程，目前尚无高质量的RCT研究可提供指导作用。尽管如此，专家建议倾向使用高剂量静脉注射维生素B_1治疗韦尼克脑病。用法：

维生素B_1 500mg，静脉注射，输注时间30min以上，每日3次；使用2～3天后减量为250mg，静脉注射或肌内注射，每日1次，使用3～5天或直到临床症状改善[2]。

富含维生素B_1的食物见表16-1。

16.1.1.3　维生素B_{12}缺乏症

引起维生素B_{12}缺乏症的常见原因是内因子缺乏［自身免疫性胃炎（恶性贫血，见第61页）、胃切除术］、回肠远端切除或病变。轻度的维生素B_{12}缺乏原因有服用二甲双胍、饮食摄入不足、胃内混合不充分、小肠细菌生长过度，尤其见于老年人以及减重手术之后。单纯因饮食摄入不足导致维生素B_{12}缺乏罕见，仅见于严格素食主义者，其饮食中缺乏维生素B_{12}。

维生素B_{12}参与造血，缺乏可导致巨幼细胞贫血。维生素B_{12}还有维持神经系统髓磷脂的作用，严重缺乏可导致脊髓变性，为不可逆性病变，也可导致外周神经病变、视神经萎缩和痴呆。

---

[1]　Day E, Bentham P, Callaghan R, Kuruvilla T, George S. Thiamine for Wernicke-Korsakoff syndrome in people at risk from alcohol abuse. Cochrane Database Syst Rev, 2004(1): CD004033.

[2]　在Special Access Scheme中，维生素B_1可以注射给药。电话：(02) 6232 8111，网址：www.tga.gov.au/hp/sas.htm。

如果维生素B_{12}缺乏症患者出现严重贫血或神经系统症状，应立即补充大剂量维生素B_{12}。2～4周内应给予总量3～10mg。适宜的给药方法如下：

羟钴胺1mg，肌内注射，隔天1次，疗程2周；

或羟钴胺1mg，肌内注射，每周2次，疗程3周。

开始注射的2天内会有不适感觉，网织红细胞升高，7天达到峰值。许多患者的血清铁在治疗1～2天内会下降，所以要补充铁剂。补钾有时也是需要的。血红蛋白通常每周增长10g/L。神经病变随治疗可能缓慢缓解，但是一些患者将留下后遗症，尤其是那些神经症状时间久者。

对于没有贫血及神经系统症状的维生素B_{12}缺乏症患者，可从容地给予充分治疗。

大多数的维生素B_{12}缺乏症患者需要终生维持治疗。用法：

羟钴胺1mg，肌内注射，每2～3个月一次。

维生素B_{12}仅见于动物类食品，富含维生素B_{12}的食物见表16-1。食物中的维生素B_{12}在上消化道与内因子结合后，在回肠远端被吸收。

16.1.1.4 叶酸缺乏症

叶酸缺乏由饮食摄入不足引起为常见，尤其见于年老者和饮酒者。妊娠也是常见导致叶酸缺乏的原因（见第222页）。叶酸缺乏也见于吸收不良（如乳糜泻、小肠切除）、药物（如甲氨蝶呤、柳氮磺吡啶）及血液系统疾病伴细胞增生活跃者。其他疾病也可导致叶酸缺乏的风险增加，如炎性肠病、神经性厌食症、吸烟、青少年以及肥胖减重手术。

叶酸缺乏可导致巨幼细胞贫血，但不会引起脊髓变性。流行病学调查显示，叶酸缺乏可致患心血管疾病及肿瘤的风险增加。

叶酸缺乏症的治疗包括探查和治疗原发病，保证充足的饮食摄入以及补充。应注意在开始叶酸治疗前先排除维生素B_{12}缺乏。因为叶酸补充可导致血红蛋白浓度增加，而神经问题进展。用法：

叶酸5mg，口服，每日1次，直到纠正。

如果需要增加摄入或饮食摄入量不足，建议应继续补充叶酸制剂。

叶酸广泛存在于各种食物中，富含叶酸的食物见表16-1。烹调中叶酸容易被破坏。叶酸在十二指肠和空肠吸收。

（1）孕妇

妊娠时因叶酸需求加倍而易发生叶酸缺乏。在受孕前后和妊娠早期摄入充足叶酸可降低神经管畸形（脊柱裂和无脑畸形）的发生率。建议所有计划怀孕的妇女进食富含叶酸的食物（见表16-1），和（或）补充叶酸。建议如下方案：

自怀孕前1个月起，至怀孕3个月，每日口服叶酸500μg。

对于已生育过神经管畸形的妇女、家族中有神经管畸形病史的妇女以及患糖尿病的妇女，建议：

自怀孕前1个月起，至怀孕3个月，每日口服叶酸5mg。

患有炎性肠病需要口服柳氮磺吡啶的妇女应在整个孕期每日口服叶酸5mg。

16.1.1.5 维生素D缺乏症

维生素D缺乏症的最常见原因是日照不足。老年人和皮肤黑的人维生素D缺乏的风险较大。乳糜泻、炎性肠病、慢性肝病、胃部分切除、肥胖减重手术以及其他可导致脂肪吸收障碍的疾病（如短肠综合征、囊性纤维化）也可导致维生素D缺乏。肝病或肾病患者发生维生素D缺乏的风险也较高，因

表 16-1　营养成分的饮食来源

营养素	富含食物
维生素	
维生素 A	维生素 A（视黄醇）：动物来源食物（如肝脏、黄油、奶酪、全脂奶、蛋黄、鱼） 维生素 A 原类胡萝卜素（包括 β- 胡萝卜素）：绿叶蔬菜、橙色 / 黄色的水果或蔬菜
维生素 B$_1$（硫胺素）	酵母提取物、小麦芽胚、麦麸、坚果、加强谷物早餐、动物肝脏、动物肾脏、瘦猪肉、豌豆、全麦面包、芝麻
维生素 B$_{12}$	仅动物性食物：动物内脏（肝脏、肾脏）、瘦肉、生蚝、鱼、海产品、鸡蛋、鸡肉、牛奶 强化豆奶
叶酸	酵母提取物、绿叶蔬菜、粗粮、豌豆、坚果、鳄梨、动物内脏（肝脏、肾脏、心脏）
维生素 D	鱼肝油、富油鱼类、鸡蛋、人造黄油、奶油、奶酪
维生素 K	绿叶蔬菜、肝脏、蛋类
矿物质	
钙	牛奶、奶酪、酸奶、沙丁鱼和三文鱼罐头、粗粮、谷物、面包、豆腐、豆类饮品、芝麻、虾、西蓝花、坚果（特别是杏仁、巴西豆、榛子）、无花果干
铁	血来源（大部分可被吸收）：瘦的红肉、动物内脏、鸡肉、鱼 非血来源：绿叶蔬菜、富含铁的谷物早餐、全麦面包、豆类、蛋类、可可、水果干
锌	瘦肉、肝脏、肾脏、鸡肉、海鲜（特别是生蚝）、牛奶、粗粮、全麦面包、豆类、坚果

为该类患者将维生素D转化为其活性形式（25-OH维生素D和1,25-OH维生素D）的功能不全。

维生素D缺乏可导致软骨病（成人）、佝偻病（儿童）、骨痛和肌肉萎缩。此外，还可导致免疫和神经肌肉调节障碍以及肿瘤。

软骨病和佝偻病的相关信息，见《治疗指南：内分泌分册》。

摄入过量的维生素D可能会导致高钙血症，进而出现恶心、呕吐、头晕、心律失常、多尿、脱水、便秘。糖皮质激素可降低维生素D的吸收。

富含维生素D的食物见表16-1。

16.1.1.6 维生素K缺乏症

当各种原因（如肝胆疾病、胆道梗阻、主要肠道疾病、肠炎、短肠综合征、腹腔疾病、囊性纤维化或肥胖手术）导致患者出现脂代谢异常时易造成维生素K（一种脂溶性维生素）缺乏。

维生素K缺乏会导致维生素K依赖的凝血因子浓度降低，导致前凝血酶时间延长，增加出血趋势。

根据临床的紧迫性和口服吸收程度评估，维生素K缺乏治疗方法：

每日口服或缓慢静脉滴注维生素K_1 10mg[1]。

维生素K被常规给予新生儿来预防新生儿出血，通常采用肌内注射的方法。由于口服吸收的不确定性，口服给药时必须采用多剂量给药法。用法：

1 肌内单剂量注射维生素K_1 1mg（体重低于1.5kg的儿童：500μg）；

---

[1] 维生素K_1注射液也可口服。

或

2 出生时口服维生素K₁ 2mg，在新生儿筛查时（通常是出生后3～5天）再次口服2mg，出生后4周时再次口服2mg。第三次给药必须在出生后4周以内，但不是婴儿主配方所要求的❶。

更多关于给予新生儿维生素K的讨论，参见国家健康与医学研究委员会相关指南（www.nhmrc.gov.au/publications/synopses/ch39syn.htm）。

表16-1列举了富含维生素K的食物。

16.1.2 矿物质缺乏

16.1.2.1 钙缺乏

易造成钙缺乏的原因有哺乳、年老、肠炎、乳糖不耐受、神经性食欲缺乏、绝经后、妊娠、青少年、素食主义者及肥胖手术。

钙缺乏可能导致骨质疏松和抽搐。

关于合理饮食摄取钙及钙在预防和治疗骨质疏松的作用，参见《治疗指南：内分泌分册》。

富含钙的食物见表16-1。

16.1.2.2 铁缺乏

铁缺乏的内在原因随年龄的不同而异。铁缺乏在10% 1～2岁的幼儿和10%育龄期妇女中比较常见。这些人群的铁缺乏是因为太少量的铁摄入量不能满足高生理需要（如生长突增、哺乳、妊娠）或生理损耗（如月经），但也要考乳糜泻的因素。成人男性和女性的铁缺乏可继发于胃肠道失血或消化不良（如乳糜泻），有待研究。其他增加铁缺乏风险的因素包括神经性厌食症、严格素食主义的饮食和肥胖手术。

---

❶ 维生素K₁注射液也可口服。

铁缺乏会导致疲劳和低色素性小细胞性贫血。

全身的最佳铁储库是血清铁蛋白。它是一种急性期反应物，其数量可能在急慢性炎症或感染中增加，但浓度超过100μg/L的血清铁蛋白使铁缺乏的诊断极其困难。血清铁水平无法反映全身的铁元素储量。

治疗铁缺乏的最佳治疗方法是口服补充铁元素（成人每日2～3mg/kg）。干燥的硫酸亚铁含30%元素铁。持续治疗直至铁储库完全得到补充以及血清铁蛋白浓度在正常范围内。这通常需要3～6个月。此后，停止治疗并定期检测铁水平状态。常同时给予维生素C以优化铁的口服吸收。口服补充铁，用法：

1　口服硫酸亚铁缓释制剂325～650mg（相当于铁元素105～210mg）[儿童：3～6mg铁元素/（kg·d），最大剂量210mg铁元素]，每日1次（片剂应整片吞服）；

或

1　硫酸亚铁口服溶液剂30mg/ml（相当于6g/ml铁元素），口服15～30ml（儿童：0.3～0.5ml/kg），每日1次。

对于严重铁缺乏的儿童，每天需要分2～3次剂量补铁至1ml/kg，应在血红蛋白恢复到正常水平后持续治疗3个月，以补充铁贮备。

不良反应如反胃、胀气、便秘、腹泻可经逐步引入治疗而减至最轻程度。警示患者口服补铁剂可导致黑

> 铁过量对儿童可能是致命的。

粪。当前的含铁药物可导致许多不同药物（如左旋多巴、环丙沙星）生物利用度显著下降。

如果患者无法口服吸收足够的铁，给予胃肠外多聚麦芽糖铁——首选静脉注射。肌内注射铁吸收差而且有局部刺激反应（尤其是疼痛），皮下注射部位常发生皮下变色。

刚开始静脉滴注多聚麦芽糖铁时流速要慢（因为有过敏

性反应的风险）然后根据产品信息或当地用药方案逐步增加滴速。所需总剂量由缺铁程度和患者体重决定（见表16-2，用 Ganzoni 公式计算剂量❶）。用药：

缓慢静脉滴注500ml含多聚麦芽糖铁复合物的0.9%氯化钠溶液（剂量见表16-2），以此作为单剂量。

表 16-2　多聚麦芽糖铁复合物剂量[1]

| 体重 /kg | 聚麦芽糖铁复合物 /ml[2] | | | |
| | 治疗前血红蛋白 | | | |
	60g/L	75g/L	90g/L	105g/L
5	3	3	3	2
10	6	6	5	4
15	10	9	7	6
20	13	11	10	8
25	16	14	12	11
30	19	17	15	13
35	25	23	20	18
40	27	24	22	19
45	30	26	23	20
50	32	28	24	21
55	34	30	26	22
60	36	32	27	23
65	38	33	29	24
70	40	35	30	25
75	42	37	32	26
80	45	39	33	27
85	47	41	34	28
90	49	43	36	29

[1] 该表信息来自多聚麦芽糖铁复合物注射液批准的产品信息（Ferrosig, Ferrum H）。

[2] 100mg铁/2ml。

---

❶　Ganzoni AM. Eisen-Dextran intravenos: therapeutische und experimentelle moglichkeiten. Sweiz med Wschr, 1970, 100(7): 301-303.

静脉蔗糖铁不良反应风险比多聚麦芽糖铁小，但价格更贵。

在表16-1中列有富含铁的食物来源。铁缺乏方面的消费者信息可从澳大利亚胃肠道病学会中获得（www.gesa.org.au）。

16.1.2.3　锌缺乏

锌缺乏通常由于口服摄入不足——可能导致锌缺乏的疾病和手术、重度饮酒、神经性厌食症或严格素食主义的饮食。其他增加锌缺乏风险的包括腹腔疾病、大龄、吸收不良、肝硬化和吸烟。

锌缺乏与儿童生长迟滞、脱发、腹泻、性成熟延迟、味觉和食欲损害、免疫和伤口愈合功能受损和湿疹（尤其在脸上和身体颈曲）有关。

锌缺乏可以补充治疗。用法：

口服硫酸锌220 ~ 660mg（相当于锌元素50 ~ 150mg），每日1次或分剂使用。

锌补充剂常导致恶心。

富含锌的食物来源见表16-1。

16.2　减肥手术

减肥手术包括腹腔镜胃条带、胃旁路手术和袖胃切除术。

减肥手术后，口服饮食的进展由外科医生指导。饮食由最初规定的液体饮食逐渐过渡到固体食物。一旦患者建立了固体的维持饮食，一般膳食指南包括：

- 吃小餐和小吃，但避免过度；
- 食用切好的食物，咀嚼食物（特别是纤维食物）；
- 细嚼慢咽；
- 避免高能量饮料；
- 将食物和饮料分开进食（即吃和喝在不同时间）；

- 每天服用维生素和矿物质补充剂，经常监测微量元素；
- 定期咨询营养师。

16.3　口服补充剂

饮食不足以满足日常能量和营养需求的患者可能需要口服补充剂。全面补充营养剂可以是粉末或可以直接喝。有些补充剂能量密度高。专业的补充剂适用于患某些疾病（如肾脏疾病、肝脏疾病、糖尿病）和免疫功能不全的患者，或吸收不良或伤口愈合不佳的患者。使用建议和补充成分可从产品信息处查到。患者使用口服补充剂应该由营养师监督。

16.4　肠内营养

通过胃管进食的肠道营养是一种营养支持方法，用于患者无法通过口服满足他们所有的营养需求。当胃肠道功能正常时，胃管喂食优于肠外营养。

胃管喂食的指征包括慢性病的营养不良（如囊性纤维化）、神经性厌食、神经系统疾病（如卒中、多发性硬化、运动神经元疾病、脑性瘫痪）导致的吞咽障碍、头部或颈部创伤（或手术前）、口咽和食管肿瘤。

一般来说，接受姑息治疗的终末期疾病患者和痴呆患者不适合肠内或肠外营养。

肠内营养可以通过鼻或经皮导管进入胃和小肠，通常是空肠。如果延长肠内营养，建议使用经皮导管。

完全或者补充肠内营养的患者需要定期监控，因为他们有潜在营养失衡的危险，这是由于：

- 他们的潜在疾病及其对营养需求、食欲调节、活动水平以及报告与进食相关症状能力的影响；
- 难以精确计算营养需求。

常见的胃管喂食并发症有呕吐和吸入性肺炎。

16.4.1 再喂养综合征

16.4.1.1 定义和表现

再喂养是指营养不良之后重新摄入足够的热量。严重营养不良患者有再喂养综合征的危险，当他们开始口服、肠内或肠外喂食后，这可能是致命的。这最有可能发生在再喂养的第一周，原因是快速补充体液和电解质的变化。再喂养综合征的表现主要是由低磷血症引起的，当糖类取代身体脂肪成为主要的能量来源时，糖酵解加速，出现低磷血症。这可能导致心血管崩溃、心脏衰竭、横纹肌溶解和肌肉无力，进而可能导致呼吸衰竭、癫痫发作或精神错乱。低钾血症和低镁血症会导致心律失常，糖酵解介导的维生素 B_1 损耗会导致韦尼克脑病（见第219页）。

16.4.1.2 防止再喂养综合征

对有再喂养综合征风险的患者：

■ 开始进食前测量血清电解质（包括钾、磷、钙、镁），然后第1周每天测。

■ 进食之前给维生素 B_1 至少30min（100mg/d）。

■ 再喂养前2周考虑补充磷。

■ 慢慢开始（如30% ～ 50%的估计热量需求）并逐渐增加患者的大概1周的需求。

■ 再喂养第一周监测生命体征，观察是否有水肿、充血性心力衰竭和精神状态恶化的迹象。

16.4.2 一般肠内营养建议

16.4.2.1 肠内配方和进食方法

有一系列肠内配方可用，这些配方含有不同量的能量、营养素、电解质和膳食纤维。很多配方营养全面，并且大多数没有乳糖和麸质。一些患者可能需要蛋白质分解成二肽或三肽（半基本的或广泛的水解）甚至氨基酸（基本的水解）。需要有经验的营养师对肠内营养的建议。

进入患者体内的管的类型决定选择的配方和进食方式。管插入小肠的患者（如空肠造口术和经幽门）需要不断的喂食，并且可能需要预先消化和（或）低渗透荷载配方。插有胃管的患者（如胃造口术和鼻腔进食）能接受不同的配方和进食方法。

肠内进食的主要方法有：

加餐：一天中不同时间点补充特定的食物量（比如一天5次，每次250ml）。这种方法跟日常进餐很像。食用的速度不同，慢速进食会更容易耐受。

连续补充：一天中大多数时间（比如20～24h）都泵入特定量的食物（比如80ml/h）。这种方法适用于不能经受一次摄入进大量食物的患者、呕吐严重或者安置了幽门或空肠管的患者。

间歇摄入：食物给予超过24h，有间歇的休息（比如4h进食，然后休息2h）。隔夜进食（通常通过泵入）是对这种方法的改动，为了让患者在白天的胃管喂食之后有时间休息。

进食方法的选择依赖于患者耐受能力、营养需求、并发症、活动水平、生活方式和偏好等不同因素。糖尿病肠内营养信息，见《治疗指南：内分泌分册》。

16.4.2.2　肠内营养支持

澳大利亚的每一个州都有为患者提供肠内营养供给的支持系统。患者可以从营养师、接受治疗的医院或者相关的州政府健康机构那里获得。

家庭肠内营养的临床实践指南可以从澳大利亚肠内肠外营养学会（AuSPEN）的网站（见附录2）获得。

16.4.2.3　通过肠内管给药

一般情况下，通过肠内管给药时，液体制剂优于片剂压

第16章　营养支持

碎或胶囊内容物。但是一些液体制剂中配方中含有可能对人体有害的辅料，尤其是需要长期服用的药物［如泡腾片中的钠、蔗糖（对糖尿病患者）］。考虑到成年人可能需要大量服用儿童配方，更改药物可能比更改片剂或胶囊剂更安全。举个例子，可以用慢消除的氨氯地平代替短效但不能被压碎的缓释剂（如硝苯地平缓释片）。在某些情况下可以用透皮、直肠或胃肠外给药替代。

大多片剂可以被压碎用于肠内给药，大多胶囊剂内容物可以通过肠内管给药。需要注意的例外情况有：

- 剂型改变的片剂或胶囊剂（慢释、控释或缓释）；
- 肠溶片和内容物含有可能被胃酸灭活肠溶微丸的胶囊（如质子泵抑制剂）；
- 含有在湿度和光线下被灭活的活性成分的片剂或胶囊。

薄膜包衣片剂一般可以被粉碎，虽然其涂层的碎片可能导致肠管堵塞。如果需要被压碎，压碎时间应该尽可能接近给药时间，以此将对化学稳定性的有害影响降到最低。

许多质子泵抑制剂都适合用于管内给药。颗粒剂（泮托拉唑和艾司奥美拉唑）和分散片（兰索拉唑和奥美拉唑）也可以使用，使用完以后应该清洁管。

第一次压碎片剂或胶囊剂时要跟药师或药物信息中心确认。

16.5 回肠造口术和结肠造口术的饮食管理

回肠造口术是将小肠远端在腹部表面的永久或临时开口。机体对吸收功能损失的适应需要几周的时间来完成。保证患者有足够的水分是很重要的，回肠造口术的患者在最初几天每天可损失高达2000ml水而很快脱水，尤其在天气炎热时，儿童又格外危险。盐补充剂和（或）静脉置换的液体和电解质可能是必要的。可以考虑使用一种口服补液溶液。使约6周每天流体损失通常降低到750～1000ml或更少。造口的输出量与造口的位置有关，造口越近中，输出量越大。

结肠造口术是将结肠永久或临时开口在腹部表面。结肠开口也受适应性的影响，数周后会变完整。

对回肠造口和结肠造口的患者没有要特别限制的食物。如果患者无法较好地咀嚼和消化某些纤维食物可能导致堵塞。虽然患者可能会觉得难受，但这种现象没有临床意义的结果。

如果患者感觉不适或出现症状影响其生活质量，可能需要修整其饮食方案，比如以下情况：

• 尴尬的换袋时间：通过调整进食模式使换袋时间更易接受（比如将正餐从晚上改到中午）；

• 高造口输出：造口输出可能因米饭、面食、土豆、红薯、白面包、燕麦、香蕉、奶酪和亚麻籽而减少或变浓；鼓励患者将这些食物加入每顿餐让造口更好地形成；

• 造口输出有臭味：报道称包括鱼、鸡蛋、洋葱、韭菜、大蒜等在内的食物会产生大的气味；药用炭剂片可以用来减少气味；

• 过多气体：啤酒和其他碳酸饮料、辛辣食物、果汁（尤其是苹果汁、梨汁和李子汁）、白菜、洋葱、豆类和干豆类的摄入可能导致过量气体产生。

营养师可以帮助确定导致特定症状的食物和建议可替代的食物，以保持患者营养充足饮食。肠道适应之后，一些患者能够引入先前引起症状的食物。

第17章
胃肠道手术准备

准备行诊断或治疗性内镜手术的患者应给予书面资料和说明，并对该程序进行口头解释（包括其潜在的危害和益处），使他们知情同意。内镜手术、肠息肉手术及经皮内镜胃造口术的患者信息资料单可从澳大利亚肠胃病学学会（www.gesa.org.au）获得。昆士兰州政府提供同意书和患者信息表（www.health.qld.gov.au/consent/html/for_clinicians.asp）。

手术通常需要静脉镇静，所以建议安排一个陪同护送患者回家。患者也被要求在手术结束后12～24h内不得开车或操作重型机械，且术后至少12h内避免作出任何重大法律或财务决定。

一些中心建议患者做内镜当天不要擦指甲油，因为它可能会干扰在镇静过程中使用的监测血氧饱和度的设备。

17.1 上消化道内镜的准备

患者准备行诊断性或治疗性内镜治疗［包括内镜逆行胰胆管造影术（ERCP）］，若手术安排在上午，需从午夜开始禁食，若手术安排在下午，食用少量早餐后禁食4～6h。

17.2 结肠镜检查前肠道准备

结肠镜检查的理想肠道准备是耐受性好，能够安全可靠地清洁结肠的所有内容物。通常会预先给予患者口头和书面的首选治疗方案。肠道准备一般包括口服泻药（如比沙可啶、枸橼酸镁、番泻叶提取物）、限食（清除液体或低残留饮食）

和口服灌洗液（见下文）。一种方法是患者两夜前口服泻药通便，1天前限食以清除液体，检查前一晚和（或）早晨口服灌洗液。灌肠并非适用于所有患者，除非特殊情况（如当有近端结肠造口或预防性远端结肠造口，如Hartmann's术后）或有证据显示远端肠道清洁不良。口服灌洗液可在术前几小时内开始口服，它的清洁效果可能会持续6～12h。

17.2.1　灌洗液

聚乙二醇3350（PEG）可转化成非吸收性、渗透平衡的电解质溶液，冲洗不包括净吸收、肠内分泌液或电解质的肠内容物。如果相同剂量在检查前一天晚上和检查当天上午分开服用，则效果更佳。5%～15%的患者因其适口性差或未喝到需要量（一般2～4L）而不能完成肠道准备。可能出现恶心、呕吐和腹痛。罕见的严重不良事件包括误吸和食管贲门黏膜撕裂综合征即Mallory-Weiss综合征（导致消化道出血）。

这些解决方案对不能耐受流体载荷的患者相对安全（如肾功能衰竭、充血性心力衰竭或失代偿性肝硬化腹水）。它们可用于婴儿和儿童。在特殊情况下，聚乙二醇3350的溶液可以通过鼻饲管给药，但应注意避免并发症（包括误吸）。

聚乙二醇3350使用的另一种方法为包含匹可硫酸钠（一种刺激性泻药）、枸橼酸和氧化镁，从而生成枸橼酸镁（一种渗透性泻药）的配方。它们只需要摄入体积较小的液体便能有效地清洁肠道，并可能具有更好的耐受性。这些化合物不被显著吸收，但可能出现体液转移、脱水和电解质紊乱。儿童、超过55岁的人群、心肾功能不全患者慎用。

磷酸钠制剂为低容量高渗溶液，可促进血浆中的等离子水渗透进入管腔进行肠道清洁，使用它们时应服用足量的口服液以防脱水。因为它们可能出现体液转移、电解质紊乱和肾功能衰竭，故儿童、超过55岁的人群、心肾功能不全患者、脱水患者、高钙血症患者慎用。他们出现高磷血症的概率较健康受试者高40%，并可能出现急性磷酸肾病。如果患者服用影响肾血流灌注和功能的药物（如血管紧张素转换酶抑制药、利尿药、血管紧张素Ⅱ受体阻滞药和非甾体抗炎药）应更加注意。

17.3　特殊情况

17.3.1　糖尿病

需要行胃肠镜检查的糖尿病患者最好与他们的内分泌和（或）糖尿病教育护士配合。他们通常被安排在上午检查，以便他们尽可能维持正常的日常生活。他们应该在检查时随身携带胰岛素和其他药物，之后安排护送陪同他们回家。部分糖尿病患者可能需要入院密切监测血糖情况。

关于管理的详细信息，包括糖尿病患者术前应禁食，详见《治疗指南：内分泌分册》。

17.3.2　慢性肾功能衰竭

需要腹膜或血液透析的慢性肾功能衰竭患者可安全地进行胃肠镜检查，但常规程序可能需要一些变化。内镜医师可先收治患者入院，密切监测和管理其体液容量状态。门诊内镜检查一般会在非透析日进行，以确保患者处在最佳的代谢状态。腹膜透析患者应排空腹部透析液，防止被检查的空腔器官受到外源性压迫。

慢性肾衰竭患者应特别注意结肠镜检查前肠道准备方法的选择。在大多数情况下，这些患者使用聚乙二醇3350进行肠道准备（详见第235页）。不应使用含磷酸钠的口服制剂，因为有体液转移、电解质紊乱和肾功能衰竭的风险。另外，还可能存在急性磷酸肾病的风险。

腹膜透析的患者接受结肠镜检查，预防性应用抗生素可能会降低腹膜炎的风险。如果需要预防使用，见《治疗指南：抗生素分册》中结直肠手术建议。

17.3.3 睡眠呼吸暂停

需要行胃肠镜检查的睡眠呼吸暂停患者，最好给予专科麻醉护理。通常建议他们连接双水平气道正压（Bi-cap）机械通气或持续气道正压（CPAP）通气口罩/呼吸机。

17.4 内镜手术前后的用药

17.4.1 常规药物

上消化道内镜的患者在检查前至少2h用一口清水口服常规药物。质子泵抑制剂（PPIs）会干扰对幽门螺杆菌（Hp）的检测，若需要行活检，应建议患者检查前2周停止PPIs治疗。可用抗酸药或H_2受体拮抗剂替代控制症状。

在结肠镜检查前，因为补铁剂可能会影响肠黏膜的可视化，应于1周前停止服用，其他常规药物可以继续服用。

17.4.2 抗血栓药

抗血栓药包括抗凝血药（如华法林、达比加群、利伐沙班）和抗血小板药物（如阿司匹林、氯吡格雷、普拉格雷）。服用这些药物的患者若需要行胃肠镜检查，内镜医师应与制订药物治疗方案的专家配合。

继续药物治疗的潜在危害为可能导致出血或增加息肉切除术或括约肌切开术等干预手术出血的机会，而停药可能引起致命或致残的血栓栓塞事件，故应权衡利弊。在大多数情况下，停用抗凝血药比继续使用存在更大的潜在危害。

> 风险评估——血栓栓塞事件的风险通常大于出血风险。

以下建议是基于美国胃肠内镜协会（ASGE）❶制定的指南。

17.4.2.1　低或高出血风险的操作

（1）低风险操作

低风险操作包括有或无黏膜活检的诊断性上消化道内镜和结肠镜检查、无十二指肠乳头括约肌切开术的ERCP、小肠镜、不行细针穿刺吸取活检术（FNA）或活检的超声内镜（EUS）诊断。

一般来说，行低风险操作的任何患者均可以继续服用所有常规抗血栓药。这是从以往的实践中得出的。

> 大多数患者选择低风险操作前不需要停止常规抗血栓药治疗。

（2）高风险操作

高风险操作包括息肉切除术、内镜下黏膜切除术、内镜下十二指肠乳头括约肌切开术、食管内或其他部位的良性或恶性狭窄扩张术、经皮内镜胃造口术（PEG）和超声内镜引导下细针穿刺吸取活检术（EUS-FNA）。接受高风险操作的患者是否继续抗血栓药治疗取决于其本身因素和正使用的药物。

17.4.2.2　与低或高风险血栓栓塞事件有关的情况

（1）低风险血栓栓塞事件

低风险的血栓栓塞事件的情况包括单纯性或阵发性心房颤动、生物瓣膜或机械瓣膜置换主动脉瓣膜和深静脉血栓形成（DVT）。

（2）高风险血栓栓塞事件

高风险的血栓栓塞事件的情况包括心房颤动合并瓣膜性心脏病（治疗或未治疗）、机械性二尖瓣膜、曾有血栓栓塞事件置入机械瓣膜的患者、未进行最短持续时间（12个月）双抗治

---

❶ Anderson MA, Ben-Menachem T, Gan SI, Appalaneni V, Banerjee S, Cash BD, et al. Management of antithrombotic agents for endoscopic procedures. Gastrointest Endosc, 2009, 70(6): 1060-1070.

疗的冠状动脉支架（尤其是药物洗脱支架）植入术的患者。血栓栓塞事件的绝对风险较低（即每100名患者每年小于5例）。

如果可能的话，含有高风险情况并接受短期抗凝治疗（如DVT的6个月抗凝治疗或药物洗脱支架植入术后12个月的两联抗血小板治疗）的患者应将手术推迟到治疗结束。

17.4.2.3　华法林

所有低风险操作：

·华法林可继续使用。

具有低风险血栓栓塞事件情况的患者，计划安排高风险操作：

·患者可于术前3～5天停用华法林，并于24h内重新开始使用。

具有高风险血栓栓塞事件情况的患者，计划安排高风险操作：

·服用华法林的患者通常需要负荷剂量的普通肝素或低分子肝素（LMWH）作为桥接治疗；

·在手术前3～5天停用华法林；

·当患者的国际标准化比值（INR）小于2，可以开始使用肝素；

·可于术前4～6h停用普通肝素，并于术后2～6h重新开始使用；

·LMWH的最佳使用时机尚未确定——常用的方法是术前12～24h给予最后一剂LMWH，并于术后12～24h重新开始使用；

·一般在24h内重新开始使用华法林，当凝血试验在治疗范围内停用肝素。

17.4.2.4　氯吡格雷等其他噻吩并吡啶类药物

所有低风险操作：

·氯吡格雷等其他噻吩并吡啶类药物（如普拉格雷）均可继续使用。

具有低风险血栓栓塞事件情况的患者，计划安排高风险操作：

·术前7~10天停用氯吡格雷等其他噻吩并吡啶类药物（如普拉格雷）。

具有高风险血栓栓塞事件情况的患者，计划安排高风险操作：

·如果手术不能延期，建议术前7~10天停用氯吡格雷等其他噻吩并吡啶类药物（如普拉格雷）。如果停用噻吩并吡啶类药物，应用阿司匹林替代治疗（噻吩并吡啶类药物单药治疗的情况），或继续使用阿司匹林单药治疗（双抗治疗的情况）。

17.4.2.5 阿司匹林或其他非甾体抗炎药

与普遍的看法相反，没有证据表明服用阿司匹林或其他NSAIDs显著提高低或高风险操作期间出血的危险，也没有证据表明操作前停用这些药物长达7天，可降低风险。

所有低风险操作：

·阿司匹林或其他NSAIDs可继续使用。

高风险操作：

·高风险操作前停用阿司匹林或其他NSAIDs 5~7天的决定，取决于内镜医师的偏好、手术的类型及抗血小板药物治疗的初始适应证。

17.4.2.6 急诊内镜手术

急性上消化道出血时，抗血栓药的应用超越该准则的适用范围。一般来说，这些药物应停用直到止血，之后尽快重新启用。一个例外是患者若因12个月内植入药物洗脱支架而使用双重抗血小板治疗的情况下，这些药物应尽可能继续使用。一般首选新鲜冰冻血浆逆转华法林的抗凝作用，而不是注射大剂量维生素K，因后者会导致血液高凝状态，并在重新启动抗凝治疗时出现问题。若必须使用维生素K，可给予小剂量（1～2mg，而不是10mg）。

17.5 内镜手术预防性使用抗生素

17.5.1 指导依据

以下建议是基于美国胃肠内镜协会（ASGE）[1]制定的指导原则。

17.5.2 患者病情

17.5.2.1 预防患者感染性心内膜炎

在过去的十年中，预防性使用抗生素作为患者胃肠内镜前预防感染性心内膜炎（infective endocarditis，IE）的经验是患者胃肠内镜前不再常规使用预防性抗生素。

然而，特殊心脏状况的患者在胃肠内镜中有很高的风险感染肠球菌菌血症，应预防性使用抗生素。

对于特殊心脏状况的患者在胃肠内镜中需要适当的抗生素预防性心内膜炎见《治疗指南：抗生素分册》。

17.5.2.2 肝硬化和消化道出血

肝硬化腹水并发展为消化道出血的患者，在接受内镜手术的时候，建议使用抗生素预防。对于更详细的信息和抗生素治疗方案，见《治疗指南：抗生素分册》的"肝硬化"。

17.5.2.3 人造血管移植及其他非瓣膜病性心血管设备

心脏病患者可能植入有人造血管移植等其他非瓣膜病性心血管设备，包括起搏器、冠状动脉支架和植入式除颤器。这些

---

[1] Banerjee S, Shen B, Baron TH, Nelson DB, Anderson MA, Cash BD, et al. Antibiotic prophylaxis for GI endoscopy. Gastrointest Endosc, 2008, 67(6):791-798.

设备通常是在植入装置时或活动性感染时由葡萄球菌、革兰阴性菌或其他细菌引起感染。植入有这些装置的患者在内镜手术前不推荐预防性应用抗生素。

17.5.2.4　矫形假体

内镜检查时出现人工关节感染是罕见的。不推荐有假体的患者内镜检查时预防性使用抗生素。有关预防感染的其他信息，见《治疗指南：抗生素分册》的"关节假体"。

17.5.3　具体操作

17.5.3.1　内镜逆行胰胆管造影术（ERCP）

胆管炎是一种已知的ERCP并发症，1%～3%的患者会发生，尤其是在胆道梗阻时。更有可能出现在需要长时间的仪器或不完全性胆管引流的患者，较常见的有肝门部胆管癌或原发性硬化性胆管炎［因有胆源性脓毒症的风险，ERCP不应被用来诊断疑似原发性硬化性胆管炎，可选择磁共振胰胆管造影术（MRCP）。］

胆道梗阻及不完全性胆管引流的患者建议预防性使用抗生素。关于合适的抗生素治疗方案，见《治疗指南：抗生素分册》"内镜手术"。

胰腺囊肿或假性囊肿患者行ERCP经乳头引流假性囊肿前，也建议预防性使用抗生素。

17.5.3.2　经皮内镜胃造口术（PEG）喂养管插入

经皮内镜胃造口术（PEG）患者往往因为他们的年龄、营养不良和合并感染而导致免疫力低下。一项Cochrane的系统综述❶发现，预防性使用抗生素可减少造口周围感染的发生。关于合适的抗生素治疗方案，见《治疗指南：抗生素分册》"内

---

❶　Lipp A, Lusardi G. Systemic antimicrobial prophylaxis for percutaneous endoscopic gastrostomy. Cochrane Database Syst Rev, 2006(4): CD005571.

治疗指南：胃肠病分册

镜手术"。在特殊情况下（如存在中央线或脑室-腹腔分流术），建议延长抗生素预防使用的时间至术后24h。

17.5.3.3 超声内镜引导下细针穿刺吸取活检术（EUS-FNA）

EUS-FNA通常用于在胸部、腹部和骨盆获得囊实性病变的诊断材料。利用EUS-FNA获取临床感染或脓毒症的实性病变是少见的，即使在下消化道。然而，有10%～15%的风险引入囊性病变感染。诊断性EUS或EUS-FNA用于上消化道实性病变时，不推荐预防性使用抗生素。

EUS-FNA用于胃肠道的囊性病变时，建议使用抗生素预防，下消化道肿瘤也可考虑预防性使用抗生素。如果需要预防的话，见《治疗指南：抗生素分册》"结直肠手术"。

附录1
妊娠和哺乳

附表1-1列出了由澳大利亚药物管理局（TGA）制定的妊娠分级，用以提供胃肠病药物的指导方针，并为哺乳期妇女的安全提供建议。

妊娠

处方药

药物可以对胎儿产生一种以上的有害作用，作用的效果取决于药物作用的时间。

在受精之前和受精的前2周，胚胎被认为可以抵抗任何药物产生的致畸作用，这是因为在胎盘开始形成之前母体和胚胎组织之间没有直接联系。

致畸的关键时期是在器官形成期，这个开始于妊娠17天，60～70天基本完成，在此期间（17～70天）接触某些药物可以造成重大出生缺陷。

有些药物在妊娠4～9个月时可干扰胎儿器官系统的功能发育（如中枢神经系统、皮肤系统、心血管系统），并产生严重后果。

妊娠妇女可能直到胚胎器官发育早期才发现已妊娠，出于这个原因，除非妊娠试验是阴性或一直使用有效避孕措施，最高风险等级的药物（澳大利亚分级X类）不应仅针对育龄妇女。

育龄妇女有必要了解长期服用药物的已知危害。在这种情况下，开处方的时候应考虑药物对受孕的影响。对于某些疾病，可更换为其他妊娠期药物分类的药物。如果患者妊娠时吃药且未进行处方讨论，她的用药应尽快进行审核。

以下检查可以帮助确定妊娠期间是否需要使用药物：

■ **非药物治疗**：这样的治疗有效吗？这种治疗对于妊娠前3个月是否合理？大多数孕妇强烈支持这种治疗方式且依从性较高。

■ **危害效益分析**：处方中特定药物对母体的潜在危害和益处以及对胎儿的危害是什么？不开处方对二者的效益和危害又是什么？

■ **自发性先天性异常的发生率**：当必须用药时，可以适当考虑与用药无关的自发性畸形的发生率。这种情况往往被低估。澳大利亚严重先天性畸形的发生率为2%～4%，约15%的新生儿发生轻微异常。

■ **教育、记录和沟通**：在对患者讲述注意事项时是否对妇女及其伴侣对药物的相关危害和效益进行教育？是否被告知有卫生专业人员参与产科管理？了解产前筛查检测胎儿异常的可行性和局限性。夫妻需要考虑到可能出现的异常结果。

妊娠期间后期的常规检查还要考虑分娩期间药物剂量改变是否会引起新生儿呼吸衰竭等问题。

澳大利亚妊娠期药物分类

澳大利亚妊娠期药物分类推荐治疗剂量仅适用于适孕年龄女性人群，当超过推荐治疗剂量，如药物过量、职业暴露和其他情况，不能被认作是有效的经典用药个体化。

对B1类、B2类和B3类的药物，人类资料缺乏或不足，因此进一步的分类依赖于有用的动物资料。B类药物的应用并不意味比C类更安全。D类药物在妊娠期并不是绝对禁忌。另外，在一些病例，D类药物只是被用于被怀疑的情况下。

A类

这些药物已经被大量妊娠期妇女及育龄妇女应用，没有发现任何增加畸形率的证据或对胎儿有直接或间接有害的证据。

B1类

这类药物仅被有限的妊娠妇女及育龄妇女应用，不增加畸形的发生率，也没有发现对人类胎儿的其他直接或间接有害的作用。

动物研究没有显示增加胎儿病变发生率的证据。

B2类

这类药物仅被有限的妊娠妇女及育龄妇女应用，不增加畸形的发生率，也没有发现对人类胎儿的其他直接或间接有害的作用。

动物研究不充分或缺乏，现有资料末见胎儿损伤发生率增加的证据。

B3类

这类药物仅被有限的妊娠妇女及育龄妇女应用，不增加畸形的发生率，也没有发现对人类胎儿的其他直接或间接有害的作用。

动物实验表明有增加胎儿病变发生率的证据，这些特点在人类还不肯定。

C类[1]

这类药物由于它们的药理学作用，可对胎儿或新生儿产生或可能产生有害的影响，但不产生畸形。这些影响可能是可逆的。

D类

这些药物被怀疑或预测可以导致人类胎儿畸形或使不可逆损伤的发生率增加。这些药物也可能有不良的药理学作用。

---

❶ C类在澳大利亚和瑞典危险分类中是个药理作用类别。不同于美国食品药品监督管理局（FDA）的分类（C类比B类在动物研究中任何类型不良反应的风险更大）。

X类

这类药物非常危险，可对胎儿造成持久损伤。对于妊娠或可能妊娠者不能应用。

母乳喂养

哺乳的益处非常明显，因此推荐只有当有足够的证据表明母亲摄入的药物将对婴儿有害，且没有相应的治

> 除非产妇用药对婴儿有显著风险，母乳喂养应持续。

疗作用时，才停止哺乳。然而，众所周知的是HIV感染妇女不应进行母乳喂养，除非所在的地区传染病和营养不良是婴儿死亡的主要原因和没有安全的母乳喂养的替代品，否则不应该将她们的母乳给提供给自己或其他婴幼儿。

大部分药物在乳汁中仅极少量分泌，且对于大多数病例，能到达婴儿的最终剂量是非常低的——低于婴儿的治疗剂量。因此仅少数药物在哺乳期是完全禁忌的。在许多情况下，药物通过胎盘比进入乳汁作用更大。

当哺乳期考虑使用药物（尤其是较长期），下面的内容可以帮助指导决定：

■ **女性偏爱哺乳**：大多数女性都有强烈倾向于母乳喂养。无法进行母乳喂养会导致作为一个母亲的失败感，这可能诱发随后的产后抑郁症。

■ **非药物治疗**：如果这种治疗方法有效，也能让女性哺乳，是对婴儿有最大益处的。

■ **危害效益分析**：对于婴幼儿，有论据说明母乳喂养可以使免疫活性增加（如减少中耳炎的发生率），并有神经发育的优势（如可能增加年龄较大的儿童智商）。对于女性来说，母乳喂养的生理好处包括更好的子宫复原、更长时间延迟排卵和乳腺癌的风险降低。

■ **教育、记录和沟通**：与母亲及其伴侣讨论的有关弊处/

益处的内容应适当记录在患者的病历中。用药变化应通知其他参与产后管理的卫生专业人员。

妊娠期和哺乳期使用的胃肠道药物

附表 1-1　妊娠期和哺乳期使用的胃肠道药物

药物	TGA妊娠分类[①]	哺乳适用性[②]
阿昔洛韦	B3	适合
阿达木单抗	C	慎重，资料不充足
阿德福韦	B3	避免，资料不充足
阿苯达唑	D	适合
氢氧化铝（见抗酸药）		
阿米洛利	C	避免，资料不充足
阿米替林	C	适合
阿莫西林	A	适合，可能引起婴儿腹泻
阿莫西林＋克拉维酸	B1	适合，可能引起婴儿腹泻
氨苄西林	A	适合，可能引起婴儿腹泻
抗酸药	A	适合
阿瑞匹坦	B1	慎重，资料不充足
硫唑嘌呤	D	适合
阿奇霉素	B1	适合，可能引起婴儿腹泻
杆菌肽	未列入	适合
巴柳氮	C	适合，可能引起婴儿腹泻
比沙可啶	A	适合
枸橼酸铋钾	B2	适合（慎重，如果使用次水杨酸铋则水杨酸阳离子被吸收）
A型肉毒毒素	B3	慎重，资料不充足

药物	TGA 妊娠分类[①]	哺乳适用性[②]
布地奈德（全身性）	B3	慎重，资料不充足
药鼠李	A	适合
头孢噻肟	B1	适合，可能引起婴儿腹泻
头孢曲松	B1	适合，可能引起婴儿腹泻
头孢氨苄	A	适合，可能引起婴儿腹泻
考来烯胺	B2	适合，不吸收
环丙沙星	B3	适合，可能引起婴儿腹泻
西沙必利	B1	适合
西酞普兰	C	适合
克拉霉素	B3	适合，可能引起婴儿腹泻
可待因	A	临时剂量合适，避免重复给药
环孢素	C	适合，偶尔监测婴儿血药浓度
地塞米松	A	适合
地尔硫䓬	C	适合
地芬诺酯+阿托品	C	慎重，资料不充足
多库酯钠	A	适合
多拉司琼	B1	慎重，资料不充足
多潘立酮	B2	适合
多西环素	D[③]	若无替代药物适合短期应用（10天），可能引起婴儿腹泻
多西拉敏	A	慎重，资料不充足，监测婴儿兴奋性和睡眠障碍
氟哌利多	C	慎重，资料不充足
恩替卡韦	B3	避免，资料不充足

药物	TGA妊娠分类①	哺乳适用性②
艾司奥美拉唑	B3	适合
泛昔洛韦	B1	慎重，资料不充足
法莫替丁	B1	适合
芬太尼（注射用）	C	临时剂量适合
硫酸亚铁（见铁制剂）		
氟康唑	D	适合
氟西汀	C	适合，其他选择性5-羟色胺再摄取抑制药优先
氟替卡松	B3	适合
叶酸	A	适合
膦甲酸	B3	避免，资料不充足
呋塞米	C	慎重，资料不充足，可能抑制泌乳
更昔洛韦	D	避免，资料不充足
庆大霉素	D（但在妊娠期严重脓毒症经常使用）	适合，可能引起婴儿腹泻
姜	未列入	适合
胰高血糖素	B3	适合
甘油栓	未列入	适合
硝酸甘油	B2	避免，资料不充足
格拉司琼	B1	慎重，资料不充足

药物	TGA 妊娠分类[①]	哺乳适用性[②]
甲型肝炎疫苗	B2	适合
乙型肝炎疫苗	B2	适合
氢化可的松	A	适合
羟钴胺	未列入	适合
丁溴东莨菪碱	B2	慎重，资料不充足，观察婴儿不良反应
英夫利昔单抗	C	适合
铁制剂	A	适合
硝酸异山梨酯	B1	避免，资料不充足
卵叶车前子	未列入	适合
伊曲康唑	B3	慎重，资料不充足
伊维菌素	B3	适合
酮咯酸	C	适合[④]
乳果糖	未列入	适合
拉米夫定	B3	避免，资料不充足[⑤]
兰索拉唑	B3	慎重，资料不充足
左氧氟沙星	未列入	适合，可能引起婴儿腹泻
液体石蜡	未列入	适合
洛哌丁胺	B3	适合
聚乙二醇 3350	未列入	适合
氢氧化镁（见抗酸药）		
硫酸镁	未列入	适合

药物	TGA 妊娠分类①	哺乳适用性②
甲苯咪唑	B3	适合
美贝维林	B2	慎重，资料不充足
巯嘌呤	D	避免
美沙拉秦	C	适合，可能引起婴儿腹泻
甲氨蝶呤	D	避免
甲泼尼龙	A	适合，高冲击剂量时慎重
甲氧氯普胺	A	适合
甲硝唑（全身）	B2	适合，可能引起婴儿腹泻，避免高单独剂量治疗
米氮平	B3	适合
米索前列醇	X	慎重，资料不充足
吗啡	C	使用围生期常用镇痛剂量时适合；使用高剂量延释制剂时慎重，因为无资料
硝苯地平	C	适合
硝唑尼特	未列入	慎重，资料不充足
尼扎替丁	B3	适合
诺氟沙星	B3	适合，可能引起婴儿腹泻
阿米替林	C	适合
制霉菌素	A	适合
奥曲肽	C	慎重，资料不充足
奥沙拉秦	C	适合，可能引起婴儿腹泻
奥美拉唑	B3	适合

药物	TGA妊娠分类[1]	哺乳适用性[2]
昂丹司琼	B1	慎重，资料不充足
口服补液溶液	未列入	适合
泮托拉唑	B3	适合
液体石蜡	未列入	适合
巴龙霉素	未列入	避免，资料不充足
聚乙二醇干扰素α-2a	B3	慎重，资料不充足[6]
聚乙二醇干扰素α-2b	B3	慎重，资料不充足[6]
薄荷油	未列入	慎重，资料不充足
维生素K_1	未列入	适合
哌拉西林+他唑巴坦	B1	适合，可能引起婴儿腹泻
泊沙康唑	B3	避免；资料不充足
吡喹酮	B1	适合
泼尼松龙	A	适合
泼尼松	A	适合
丙氯拉嗪	C	适合短期使用
异丙嗪	C	适合，监测婴儿兴奋性和睡眠障碍
普萘洛尔	C[7]	适合
车前草	未列入	适合
噻嘧啶	B2	适合
维生素B_6	未列入	适合
雷贝拉唑	B1	慎重，资料不充足

药物	TGA妊娠分类[①]	哺乳适用性[②]
雷尼替丁	B1	适合
利巴韦林	X	避免，资料不充足
利福布汀	C	避免，资料不充足
利福平	C	适合，可能引起婴儿腹泻，监测婴儿黄疸
利福昔明	未列入	适合
番泻叶	A	适合
番泻叶苷A和B	未列入	适合
枸橼酸钠	未列入	适合
月桂醇磺基乙酸酯钠	未列入	适合
磷酸钠（口服）	未列入	慎重，服用12h后哺乳
匹可硫酸钠	未列入	适合
索拉非尼	D	避免
山梨糖醇	未列入	适合
螺内酯	B3[④]	适合
苹婆属	未列入	适合
柳氮磺吡啶	A	适合，可能引起婴儿腹泻
替诺福韦	B3	避免，数据不足[⑤]
特利加压素	未列入	慎重，数据不足
四环素	D[③]	如无其他可以替代的合适药物，行短期疗程（如10天）适合；可能引起婴儿腹泻
维生素B$_1$	未列入	适合

药物	TGA 妊娠分类[①]	哺乳适用性[②]
替卡西林＋克拉维酸	B2	适合，可能引起婴儿腹泻
替硝唑	B3	慎重，数据不充足；可能引起婴儿腹泻
三氯苯达唑	未列入	避免
甲氧苄啶＋磺胺甲噁唑	C	年龄大于1个月的婴儿适合；可能引起婴儿腹泻，新生儿和早产儿应首选其他抗生素
托烷司琼	B3	慎重，资料不充足
熊去氧胆酸	B3	适合
伐昔洛韦	B3	适合
缬更昔洛韦	D	避免，资料不充足
万古霉素	B2	适合，可能引起婴儿腹泻
伏立康唑	B3	避免，资料不充足
硫酸锌	未列入	适合

① 澳大利亚药物管理局（TGA）妊娠分类来自：Medicines in Pregnancy Working Party of the Australian Drug Evaluation Committee. Prescribing medicines in pregnancy. An Australian categorization of risk of drug use in pregnancy. 4th ed. Canberra: Commonwealth of Australia, 1999. 更新信息可以从TGA网站获得（www.tga.gov.au/docs/html/ medpreg.htm）。对于那些TGA网站中未列出的药物，分类是从澳大利亚产品信息中获得的。

② 哺乳期适用性的定义

• 适合：目前有充分的数据显示在哺乳婴儿中有可接受相对低的浓度和（或）无显著的血浆浓度和（或）不良反应。

• 慎重：目前无充分的数据显示在哺乳婴儿中有相对低的浓度和（或）无显著的血浆浓度和/或不良反应。

• 避免，资料不充足：目前在哺乳婴儿的乳汁转运、或血浆浓度、或不良反应上无数据。

•避免，有暴露于该药物的婴儿显著的血浆浓度或哺乳婴儿不良反应的报道或预计由该药物特性所致。

③ 在妊娠头18周（受精后16周）使用四环素类药物是安全的，但在此后应用该类药物可能影响胎儿的牙齿形成并导致染色。

④ 如果母乳喂养患者需要使用非甾体抗炎药，优先选择双氯芬酸和布洛芬。

⑤ 在澳大利亚，建议HIV阳性的妇女停止哺乳，因为可能引起HIV传播，而且适合的配方奶粉很容易获得。在缺乏可接受的、可行的、可持续的和安全的替代喂养方式的国家，建议HIV感染母亲进行为期6个月的纯母乳喂养，与混合喂养相比，这种方式可以降低母亲-婴儿之间的HIV传播风险。还应考虑在这些情况下药物在乳汁中的穿透量，因为它可能对婴儿产生抗病毒作用。

⑥ 大分子量蛋白质/多肽不太可能转移到牛奶中。在缺乏具体信息的情况下，婴儿的不良反应不太可能发生。

⑦ 早期关于妊娠时接受β受体阻滞药（尤其是使用普萘洛尔）治疗的妇女妊娠结局的报道，提示胎儿生长受限的发生率相对较高。这似乎是此类药物分为C类的基础。由于这些发现并非来自随机研究，而是对已有潜在已知与宫内胎儿生长受限和死亡率增加有关病症的妇女的临床描述，所以不可能确定所描述的结果是因为药物治疗所致，还是疾病所致。随后的证据表明，在接受阿替洛尔治疗的高血压孕妇中，胎儿生长限制；但使用另一种β受体阻滞药（氧烯洛尔）的孕妇，与接受甲基多巴的孕妇相比，胎儿生长更好。这归因于这种药物固有的拟交感神经活性。没有其他的胎儿或新生儿问题被认为是妊娠期的β受体阻滞药治疗所致，在这种情况下，它们被广泛用于治疗高血压。

⑧ 抗雄激素药物有可能使男性胎儿女性化，妊娠期避免使用。

附录2
支持团体与其他信息来源

下面列出的是医生和患者潜在有用的信息来源。使用者应意识到网站不会对信息质量进行审查，而且很多疾病信息和患者支持团体是由制药企业赞助的。治疗指南有限公司不对这些网站或相关网站所发现的信息的当前状态或准确性负责。

美国胃肠病学会（AGA）
网址：www.gastro.org

美国胃肠内镜协会（ASGE）
网址：www.asge.org

澳大利亚HIV医学学会（ASHIM)
网址：www.ashm.org.au

澳大利亚肠外肠内营养学会（AuSPEN）
网址：www.auspen.org.au

澳大利亚造口协会委员会（ACSA）
网址：www.australianstoma.org.au

乳糜泻基金会（CDF）
网址：www.celiac.org

澳大利亚乳糜泻协会
电话：1300 458 836
网址：www.coeliacsociety.com.au
（注：加入澳大利亚乳糜泻协会需要一份由执业医师提供的说明患者需要无麸质饮食的信件。）

澳大利亚和新西兰结直肠外科学会（CSSANZ）

电话：(03) 9889 9458

网址：www.cssanz.org

澳大利亚禁欲基金会（CFA）

电话：(03) 9347 2522

网址：www.continence.org.au

澳大利亚克罗恩病与结肠炎协会（CCA）

电话：(03) 9815 1266

网址：www.crohnsandcolitis.com.au

美国克罗恩病与结肠炎基金会（CCFA）

网址：www.ccfa.org

澳大利亚囊性纤维化协会

电话：1800 232 823

网址：www.cysticfibrosis.org.au

澳大利亚营养师协会（DAA）

电话：(02) 6163 5200

网址：www.daa.asn.au

消化紊乱基金会(Core)

网址：www.corecharity.org.uk

消化健康基金会（DHF）❶

网址：www.gesa.org.au/professional/information.cfm

捐助生命协会

网址：www.donatelife.gov.au

饮食失调协会

关于医疗信息和患者资源和支持组织的列表，请参见《治

---

❶ 消化健康基金会是澳大利亚胃肠病学会教育和专业发展的分支机构。

澳大利亚胃肠病护理学院（GENCA）
电话：1300 788 155
网址：www.genca.org

澳大利亚胃肠病学会（GESA）
电话：1300 766 176
网址：www.gesa.org.au

GastroNet
网址：www.gastro.net.au

胃造口术信息与支持协会（GISS）
电话：(03) 9843 2000
网址：www.giss.org.au

澳大利亚血色素沉积症协会有限公司
电话：1300 019 028
网址：www.haemochromatosis.org.au

澳大利亚肝炎协会
电话：1300 437 222
网址：www.hepatitisaustralia.com

国际造口协会（IOA）
网址：www.ostomyinternational.org

澳大利亚肠易激综合征信息与支持协会（IBIS）
网址：www.ibis-australia.org

国家糖尿病、消化疾病和肾病研究所（美国）
网址：www2.niddk.nih.gov

反流婴儿支持协会(RISA)有限公司

电话：(07) 3229 1090

网址：www.reflux.org.au

澳大利亚移植协会

网址：www.transplant.org.au

索引

5-HT₃受体拮抗剂 6, 72, 73

5-氨基水杨酸 10, 144, 146, 148, 151

A型肉毒毒素 40, 248

Barrett食管 38

Child-Turcotte-Pugh评分 215

FODMAP 82

Ganzoni公式 227

Glasgow酒精性肝炎评分系统 202

HIV感染 183, 192

Lille评分系统 202

Maddrey判别函数 202

NSAIDs相关性溃疡 56

TW-5 64

A

阿苯达唑 22, 131, 132, 133, 135, 248

阿达木单抗 18, 155, 157, 158, 248

阿德福韦 26, 183, 248

阿米巴病 128

阿米巴肝脓肿 129

阿米洛利 206, 248

阿米替林 63, 70, 84, 248, 252

阿莫西林 50, 52, 53, 55, 248

阿莫西林+克拉维酸 137, 248

阿尼芬净 43

阿奇霉素 117, 120, 121, 124, 248

阿瑞匹坦 6, 73, 248

阿司匹林 240

阿昔洛韦 43, 248

艾司奥美拉唑 2, 32, 37, 50, 51, 55, 58, 60, 250

嗳气 65

氨苄西林 138, 213, 248

氨基水杨酸类 10, 142

昂丹司琼 6, 67, 69, 73, 75, 111, 253

奥美拉唑 2, 32, 50, 51, 58, 60, 252

奥曲肽 27, 171, 210, 252

奥沙拉秦 11, 142, 145, 252

澳大利亚妊娠期药物分类 245

B

巴柳氮 11, 142, 144, 248

巴龙霉素 23, 129, 253

巴氯酚 65

白蛋白 207, 208

包虫病 133

贝氏等孢子球虫 130

贲门失弛缓症 39

苯并咪唑类 22

苯酚 203

比沙可啶 10, 89, 95, 248

比氏肠微孢子虫 131

吡喹酮 23, 133, 134, 253

鞭虫 135

别嘌醇 15

丙氯拉嗪 5, 67, 111, 169, 253

丙型肝炎 185

病毒性肝炎 175

病毒性食管炎 43

病毒性胃肠炎 113

泊沙康唑 42, 253

薄荷醇 203

薄荷油 8, 84, 253

补液疗法 108

不添加盐饮食 216

布地奈德 11, 153, 249

部分早期病毒学应答 189

C

藏毛窦 166

肠出血性大肠埃希菌性肠炎 119

肠道准备 234

肠贾第鞭毛虫 129

肠脑炎微孢子虫 131

肠内进食 231

肠内配方 230

肠内营养 229

肠热病 121

肠易激综合征 79

超声内镜引导下细针穿刺吸取活检术 243

车前草 89, 253

成年人补液 110

持续病毒学应答 185

出血性消化道溃疡 60

次水杨酸铋 124

刺激性泻药 10, 90

促动力药 7

催眠疗法 83

脆弱双核阿米巴 128

D

大便软化剂泻药 10, 90

胆道疾病 167

胆绞痛 167

胆盐性腹泻 158

胆汁性肝硬化 201

胆汁淤积性肝病 204

导向治疗 188

低分子肝素 239

迪斯帕内阿米巴 128

地尔硫䓬 40, 249

地芬诺酯+阿托品 8, 112, 249

地塞米松 7, 72, 75, 249

丁型肝炎 193

丁溴东莨菪碱 8, 84, 251

短肠综合征 104

短膜壳绦虫 134

多聚麦芽糖铁复合物 227

多库酯钠 10, 89, 249

多拉司琼 6, 73, 249

多潘立酮 6, 7, 64, 69, 249

多西环素 128, 249

多西拉敏 66, 249

E

呃逆 65

恶心及呕吐 65

恩醌衍生物　10

恩替卡韦　26, 180, 181, 249

儿童补液　108

儿童克罗恩病　160

F

戈昔洛韦　43, 255

法莫替丁　1, 31, 250

番泻叶　10, 89, 95, 254

番泻叶苷A和B　89, 254

乏昔洛韦　43, 250

非瓣膜病性心血管设备　241

非病毒性肝病　195

非病毒性肝病药物　27

非霍乱弧菌肠炎　122

非酒精性脂肪性肝病　195

非酒精性脂肪性肝炎　195

非溃疡性消化不良　45

非甾体抗炎药　240

非甾体抗炎药肠病　104

芬太尼　167, 169, 250

粪便嵌塞　92, 95

粪类圆线虫病　133

夫西地酸钠　119

呋塞米　207, 250

弗郎鼠李　10

伏立康唑　43, 255

氟康唑　42, 250

氟哌啶醇　65

氟哌利多　7, 72, 249

氟替卡松　42, 250

氟西汀　84, 250

复发　189

腹水　205

G

钙缺乏　225

甘油栓　91, 250

肝片吸虫　133

肝肾综合征　208

肝损伤相关药物　197

肝吸虫　133

肝细胞癌　214

肝性脑病　211

肝移植　215

肝硬化　205, 241

杆菌肽　119, 248

感染　14

感染性腹泻　106

感染性心内膜炎　241

干扰素　23

肛部痛　164

肛裂　163

肛瘘　165

肛门直肠疼痛　164

肛周病变　157

肛周蜂窝织炎　165

肛周瘙痒症　164

肛周血肿　163

高蛋白高能量饮食　217

高血糖　14

格拉司琼　6, 73, 75, 250

根除治疗　49

更昔洛韦　115, 250

功能性便秘　86

功能性腹泻　85

功能性腹胀　85

功能性排便障碍　96

功能性烧心　63

功能性消化不良　63

钩虫病　131

骨密度降低　13

骨质疏松　161

瓜尔胶　89

灌洗液　235

广泛性溃疡性结肠炎　148

H

核苷及核苷类似物　25

红霉素　7

华法林　239

华支睾吸虫　133

环孢素　20, 149, 249

环孢子虫感染　128

环丙沙星　117, 120, 121, 122, 123,
　125, 128, 152, 157, 249

回肠吸收不良　158

回肠造口术　232

蛔虫病　132

活动性直肠炎　143

霍乱　121

J

肌切开术　39

急性丙型肝炎　185

急性病毒性肝炎　175

急性胆管炎　168

急性胆囊炎　167

急性酒精性肝炎　202

急性胰腺炎　168

急性乙型肝炎　176

急诊内镜手术　240

棘球蚴病　133

己酮可可碱　202

加巴喷丁　65

甲氨蝶呤　16, 143, 150, 151, 155,
　156, 252

甲苯咪唑　22, 131, 132, 135, 252

甲泼尼龙　11, 149, 154, 252

甲硝唑　21, 51, 53, 55, 118, 126,
　128, 129, 130, 138, 139, 152,
　157, 171, 252

甲型肝炎　175

甲型肝炎疫苗　176, 251

甲氧苄啶+磺胺甲噁唑　121, 122,
　126, 128, 130, 138, 255

甲氧氯普胺　4, 7, 65, 67, 69, 75,
　76, 111, 169, 252

贾弟虫病　129

假性囊肿　171

减肥手术　228

姜　66, 250

矫形假体　242

结肠造口术　233

解痉药　8

经颈静脉肝内门体分流术　20,
　211

经皮内镜胃造口术　242

痉挛性肛门痛　164

静脉放血疗法 199
枸橼酸铋钾 53, 248
枸橼酸镁 9, 235
枸橼酸钠 89, 254
巨细胞病毒 115
聚乙二醇3350 9, 89, 94, 95,
　235, 251
聚乙二醇干扰素α-2a 24, 180,
　181, 186, 190, 191, 253
聚乙二醇干扰素α-2b 24, 186,
　190, 191, 253

K

卡泊芬净 43
卡耶塔环孢子虫 128
抗病毒性肝炎药物 23
抗病毒药物抵抗 182
抗肠蠕虫药 22
抗反流手术 35
抗菌药物 20
抗生素相关性腹泻 116
抗酸药 1, 31, 248
抗微生物药物 20
抗原虫药 23
考来烯胺 83, 86, 158, 203, 204,
　249
可待因 112, 249
克拉霉素 50, 51, 55, 249
克罗恩病 152
口服补充剂 229
口服补液溶液 108, 110, 253
快速病毒学应答 189

溃疡性结肠炎 142

L

拉米夫定 26, 182, 184, 251
兰索拉唑 2, 32, 37, 55, 251
雷贝拉唑 2, 32, 253
雷尼替丁 1, 31, 254
利巴韦林 24, 190, 191, 254
利福布汀 21, 254
利福霉素类 21
利福平 21, 52, 204, 254
利福昔明 22, 103, 124, 213, 254
两性霉素B 43
磷酸钠 10, 235, 254
膦甲酸 116, 250
硫酸镁 9, 89, 251
硫酸锌 228, 255
硫酸亚铁 226, 250
硫唑嘌呤 14, 143, 150, 151, 155,
　156, 157, 161, 200, 248
柳氮磺吡啶 11, 142, 144, 161, 254
瘘管形成 157
卵叶车前子 89, 251
卵叶车前子果壳 9
轮状病毒 113
螺内酯 206, 207, 254
洛哌丁胺 8, 83, 86, 111, 124, 159,
　251
旅行者腹泻 123
氯吡格雷 239
氯丙嗪 65
氯硝柳胺 134

M

吗啡　167, 169, 252

麦麸　9

慢性丙型肝炎　186

慢性病毒性肝炎　175

慢性传输型便秘　96

慢性恶心及呕吐　70

慢性肾功能衰竭　236

慢性胰腺炎　171

慢性乙型肝炎　177

美贝维林　8, 84, 252

美沙拉秦　11, 142, 144, 146, 151, 252

美洲钩虫　131

门静脉高压　205

弥漫性食管痉挛　40

米氮平　70, 252

米兰标准　215

米索前列醇　58, 104, 252

免疫控制期　178

免疫耐受期　177

免疫清除期　177

免疫逃逸期　178

莫氏内阿米巴　128

N

纳曲酮　204

难辨梭菌感染　117

囊等孢虫属　130

囊性纤维化胰腺功能不全　173

蛲虫　132

蛲虫病　132

脑囊虫病　134

内镜逆行胰胆管造影术　168, 242

内镜手术前后的用药　237

内镜下曲张静脉套扎术　209, 211

内镜治疗　35

尼扎替丁　1, 31, 252

牛肉绦虫　134

诺氟沙星　117, 121, 123, 124, 252

诺如病毒　114

P

帕洛诺司琼　6

哌拉西林+他唑巴坦　139, 170, 213, 253

泮托拉唑　2, 32, 37, 55, 58, 60, 253

匹可硫酸钠　10, 95, 254

评估脱水　106

苹婆属　89, 254

泼尼松　11, 253

泼尼松（龙）　11, 68, 147, 148, 153, 154, 174, 200, 202

泼尼松龙　11, 147, 253

普拉格雷　240

普萘洛尔　209, 253

普通肝素　239

Q

憩室　136

憩室出血　140

憩室炎　137

羟钴胺　221, 251

桥接治疗　239

侵袭性阿米巴病　129

亲水胶体 9

氢化可的松 11, 147, 149, 154, 251

氢氧化铝 1, 31, 248

氢氧化镁 1, 31, 251

庆大霉素 139, 250

球囊扩张术 39

巯嘌呤 14, 143, 150, 151, 155, 156, 161, 200, 252

去甲替林 70, 84

犬钩虫 131

缺血性坏死 13

R

人蛔虫 132

人芽囊原虫 126

人造血管移植 241

认知行为疗法 83

妊娠期胆汁淤积 202

容积性泻药 9, 89

溶组织内阿米巴 128

乳果糖 9, 89, 94, 212, 213, 251

乳糜泻 100

乳糖不耐受 97

乳脂 203

S

噻吩并吡啶类 239

噻嘧啶 23, 132, 253

三硅酸镁 1

三氯苯达唑 22, 133, 255

沙门菌性肠炎 120

山梨糖醇 9, 89, 95, 254

上消化道功能紊乱 63

舍曲林 204

社区蠕虫规划 135

麝猫后睾吸虫 133

渗透性泻药 9, 90

十二指肠钩虫 131

食管动力障碍性疾病 39

食管感染 42

食管疾病 29

食管静脉曲张破裂出血 209

食管念珠菌病 42

食管食物嵌塞 41

嗜酸粒细胞性肠炎 131

嗜酸粒细胞性食管炎 41

术后恶心及呕吐 71

睡眠呼吸暂停 237

四环素 53, 254

速发型超敏反应 138

索拉非尼 27, 215, 254

T

糖尿病 236

糖皮质激素 11, 143, 147, 148, 149, 153, 154, 161, 174, 205

绦虫感染 134

特利加压素 28, 208, 210, 254

替比夫定 26

替加环素 119

替卡西林+克拉维酸 139, 213, 255

替诺福韦 26, 180, 181, 183, 254

替硝唑 21, 129, 255

铁缺乏 225
铁制剂 251
酮咯酸 167, 251
头孢氨苄 138, 249
头孢曲松 120, 139, 171, 212, 249
头孢噻肟 139, 171, 212, 249
托烷司琼 6, 73, 255

W

弯曲菌肠炎 117
完全早期病毒学应答 189
晚期肝病 205
万古霉素 22, 118, 255
微孢子虫 130
微小膜壳绦虫 134
韦尼克脑病 219
维持治疗 54, 150, 156
维生素A 218
维生素A缺乏症 218
维生素B_1 219, 254
维生素B_1缺乏症 219
维生素B_6 66, 253
维生素B_{12}缺乏症 220
维生素D缺乏症 222
维生素K_1 224, 253
维生素K缺乏症 224
胃肠道寄生虫感染 126
胃肠道蠕虫 131
胃肠道手术准备 234
胃肠道原虫 126
胃底折叠术 35

胃功能紊乱 45
胃管喂食 229
胃轻瘫 68
胃食管反流病 29
无麸质饮食 102
无应答 189
戊型肝炎 193

X

西咪替丁 1
西沙必利 7, 69, 249
西酞普兰 84, 249
细菌性腹泻 116
细菌性痢疾 120
下消化道功能紊乱 78
腺病毒 114
消化道出血 241
硝苯地平 40, 252
硝基咪唑类 21
硝酸甘油 40, 41, 163, 250
硝酸异山梨酯 40, 251
硝唑尼特 23, 119, 127, 130, 252
小肠疾病 97
小肠细菌过度生长 103
缬更昔洛韦 115, 255
泻药 8
锌补充剂 112
锌缺乏 228
星状病毒 114
熊去氧胆酸 28, 201, 203, 204, 255
血清铁蛋白 226
血栓性外痔 163

血吸虫 133
血吸虫病 133

Y

烟曲霉素 131
炎性肠病 10, 141
药鼠李 10, 89, 249
药物性肝损伤 196
药物性食管损伤 43
耶尔森小肠结肠炎 122
叶酸 150, 151, 155, 156, 161, 222, 250
叶酸缺乏症 221
液体和电解质治疗 108
液体石蜡 94, 253
伊曲康唑 42, 251
伊维菌素 22, 133, 251
胰高血糖素 41, 250
胰酶补充剂 173
遗传性血色素沉积症 198
乙型肝炎 176
乙型肝炎疫苗 177, 251
异丙嗪 7, 67, 111, 253
益生菌 112
隐孢子虫病 126
隐孢子虫属 126
英夫利昔单抗 18, 149, 150, 152, 154, 156, 157, 161, 251
应激性溃疡 60
幽门螺杆菌（Hp）感染 45
诱导治疗 143, 153
原发性胆汁性肝硬化 200
原发性硬化性胆管炎 201

远端结肠炎 143
月桂醇磺基乙酸酯钠 89, 254

Z

再喂养综合征 230
藻酸 1, 31
针刺伤 194
脂肪泻 159
直肠肛管脓肿 165
止吐药 4
制霉菌素 42, 252
质子泵抑制剂 2, 31, 32, 52, 53, 64
痔 162
中毒性巨结肠 149
终末期肝病模型 202
终末期肝病模型评分 216
肿瘤化疗或者免疫抑制治疗 183
重组人白细胞生成素 192
猪囊虫病 134
猪肉绦虫 134
自发性细菌性腹膜炎 208
自身免疫性肝炎 199
自身免疫性胃炎 61
自身免疫性胰腺炎 174
组胺H_2受体拮抗剂 1, 31
左氧氟沙星 20, 52, 251

内 容 提 要

《治疗指南》丛书由澳大利亚治疗指南有限公司组织编写，国内相关领域的学者、专家翻译。本丛书在国际治疗指南领域中影响较大，主要提供了相关疾病诊断的定位指导，并阐述了简洁、切实可行的治疗方案，是一套简明实用的临床治疗指南。《治疗指南》中译本共14册，各分册内容在诊断、治疗方面各有呼应，可作为临床医师工作中的必备参考读物。

《胃肠病分册》（原著第5版）介绍了临床各种胃肠道疾病的一般表现、基本诊断和治疗，如食管疾病、胃功能紊乱、上消化道功能紊乱、恶心及呕吐、下消化道功能紊乱、小肠疾病、感染性腹泻、炎性肠病、肛周疾病、胰胆疾病、病毒性肝炎等；对常见胃肠道药物、营养支持、胃肠道手术准备等也做了详细介绍。本书内容丰富翔实，突出了新颖性和实用性，是消化内科医师的理想参考书，也可供临床医师、全科医师、社区医师、实习进修医师等参阅。